Experimentelle Medizin, Pathologie und Klinik

Band 29

Herausgegeben von

R. Hegglin † · F. Leuthardt · R. Schoen · H. Schwiegk
A. Studer · H. U. Zollinger

Gerhard Ditscherlein

Morphologische Folgen der Nierenpunktion

Tierexperimentelle und humanpathologische Befunde

Mit einem Geleitwort von Prof. Dr. L.-H. Kettler

Mit 35 Abbildungen

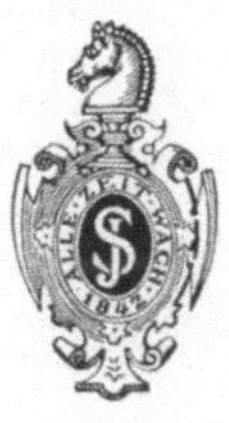

Springer-Verlag Berlin · Heidelberg · New York 1969

Dr. med. habil. GERHARD DITSCHERLEIN

Wissenschaftlicher Assistent am Pathologischen Institut der Humboldt-Universität
Berlin (DDR), dem Rudolf-Virchow-Haus der Charité

ISBN-13: 978-3-642-87549-6   e-ISBN-13: 978-3-642-87548-9
DOI: 10.1007/ 978-3-642-87548-9

Titel-Nr. 6552

Meiner Mutter und meiner Frau
in Dankbarkeit

Geleitwort

Das Vorhaben meines langjährigen Mitarbeiters Dr. med. habil. Gerhard DITSCHERLEIN, die intravitale Nierenpunktion bezüglich ihrer Folgen für das Organ selbst mit den Mitteln der modernen Pathomorphologie gründlich zu untersuchen, habe ich lebhaft begrüßt. Es muß jedem an diesem Gebiete interessierten Kollegen auffallen, daß sich die bereits seit 18 Jahren zunehmend angewendete Nierenbiopsie zwar zu einem unentbehrlichen Hilfsmittel für die klinische Diagnostik entwickelt hat, daß aber noch manche Fragen zu den möglichen Veränderungen in der punktierten Niere selbst unbeantwortet sind. Über die Aussagekraft des Verfahrens liegen allerdings bereits fundierte Erfahrungen vor. Auch stehen einige glücklicherweise sehr seltene unerwünschte Folgen (schlimmstenfalls tödliche Blutung) dem Kliniker warnend vor Augen. Hingegen konnten die Pathogenese und das vielfältige Spektrum von Komplikationen bisher als nur in sehr groben Zügen geklärt gelten. Hier schließt die vorliegende Monographie DITSCHERLEINS eine echte Lücke. Die Aktualität der behandelten Fragen hat sich mir in manchen Gesprächen mit Kollegen erwiesen, die großes Interesse am Fortlauf dieser speziellen Untersuchungen zeigten. Die Entdeckung einzelner neuartiger Folgen, wie des sog. „roten Keils", und die gründliche auch funktionelle Analyse der Nephrohydrose und Durchblutungsstörungen sowie weiterer Sonderheiten, insbesondere auch der möglichen Störfaktoren bezüglich späterer Wiederholungspunktionen machen das Werk nicht etwa nur für Morphologen, sondern auch für Kliniker sehr lesenswert und versprechen ihm zweifellos eine gute Aufnahme.

Berlin 1969   L.-H. KETTLER

Vorwort

Die Nierenpunktion hat sich innerhalb kurzer Zeit einen festen Platz in der Diagnostik erobert und stellt für den Kliniker eine wertvolle Hilfe dar, zum Teil auch im Hinblick auf Prognose und Beurteilung therapeutischer Bemühungen. Aber auch wir Morphologen verdanken der Nierenbiopsie außerordentlich viel, denn sie hat nicht nur unseren Blick für das Detail geschärft, sondern durch die Möglichkeiten der Verlaufsbeobachtungen und der Gewinnung lebensfrischen Materials zu einem vorher nicht geahnten Aufschwung in der Forschung geführt; die Fülle der Beobachtungen und neuen Erkenntnisse läßt heute manche Erkrankung in einem anderen Licht erscheinen.

Andererseits ist bekannt, daß der Eingriff nicht völlig ungefährlich ist. So wird in den meisten Publikationen über Ergebnisse der Nierenbiopsie auch auf die klinischen Komplikationen eingegangen. Über morphologische Untersuchungen wurde bisher aber kaum berichtet. Dieses Thema bot sich somit zur Bearbeitung an, zumal bei Tierversuchen, die auf Anregung von Herrn Prof. Dr. H. Dutz zusammen mit Herrn Oberarzt Dr. R. Natusch ursprünglich mit anderem Ziel durchgeführt wurden, regelmäßig interessante lokale Veränderungen zu beobachten waren. Nach dem systematischen Studium der Punktionsfolgen in der Niere gesunder Säugetiere schienen auch die Untersuchungen beim Menschen mit veränderten Nieren mehr Erfolg zu versprechen als bisher.

Die in dieser Arbeit mitgeteilten experimentellen Ergebnisse stützen sich ausschließlich auf die Erfahrungen unseres Arbeitskreises, während wir versucht haben, anhand der im Schrifttum auffindbaren und der eigenen humanpathologischen Befunde ein Bild über die Bedeutung der Punktionsfolgen beim Menschen zu erhalten. Da dieses Thema vorrangig den Kliniker interessiert und in der Praxis die klinischen Komplikationen eine wichtige Rolle spielen, wird auch hierauf eingegangen.

Leider wurden meine Untersuchungen zu diesem Thema schon so fehlgedeutet, daß ich mich der Nierenpunktion entgegenstellen wolle. Das war nie meine Absicht! Jedermann sieht es als selbstverständlich an, daß Medikamente auf etwaige Nebenwirkungen hin gründlich untersucht werden. Genauso ist es unsere Pflicht, diagnostische Methoden zu überprüfen. Es wäre ebenso unärztlich wie unwissenschaftlich, Nachteiliges schamhaft zu übergehen. Ich bin jedoch überzeugt, daß das Ergebnis dieser Untersuchungen kaum geeignet ist, die Gegner der Nierenpunktion zu stärken.

Es ist mir eine angenehme Pflicht, an dieser Stelle meinem hochverehrten Lehrer, Herrn Prof. Dr. L.-H. Kettler, für die Überlassung dieses Themas (ursprünglich als Habilitationsschrift), die wertvollen Anregungen und die fördernde Kritik zu danken. Weiterhin gilt Herrn Prof. Dr. H. David und allen Mitarbeitern der Elektronenmikroskopischen Abteilung der Charité mein Dank für die gewährte Unterstützung. Die zahlreichen Eingriffe bei Kaninchen und Ratten wurden zusammen mit Frau M. Spann vorgenommen, die Experimente an Hunden in der Urologischen Abteilung am Krankenhaus Berlin-Friedrichshain, wofür ich Herrn Prof. Dr. M. Mebel und Herrn Oberarzt Dr. Th. Erdmann Dank schulde. Die histoautoradiographischen, enzymhistochemischen und fluorescenzmikroskopischen Untersuchungen wurden gemeinsam mit den Herren Dr. D. Kranz, Dr. D. Kunde und Dr. K. Sajkiewicz durchgeführt. Unter den vielen weiteren Mitarbeitern unseres Institutes, die mir erhebliche Hilfe leisteten, seien die beiden Medizinisch-technischen Assistentinnen Fräulein Ruth Dena und Fräulein Ingrid Marx ganz besonders hervorgehoben. Zum Teil konnte auch auf Untersuchungen der von mir betreuten Doktoranden E. Guddat, U. Schreiber und I. Witte zurückgegriffen werden. Meine liebe Frau Margrid hat — wie stets — durch ihre tatkräftige und aufopfernde Hilfe zum Gelingen der Arbeit ganz wesentlich beigetragen.

Last not least gilt mein Dank Herrn Prof. Dr. H. U. Zollinger und Herrn Prof. Dr. W. Geinitz für ihr Verständnis und die vielen wertvollen Hinweise und Anregungen bei der Gestaltung des Manuskriptes sowie dem Springer-Verlag für die Berücksichtigung meiner Wünsche und die vorzügliche Ausstattung der Arbeit.

Berlin 1969   Gerhard Ditscherlein

Inhaltsverzeichnis

I. Einleitung 1

II. Beobachtungsgut 3

III. Methoden 4

    A. Instrumentarium 4

    B. Durchführung der Eingriffe 4

        1. Kaninchen 4

        2. Ratte 5

        3. Hund 6

        4. Mensch 6

    C. Verarbeitung der Nieren 6

        1. Makroskopische Untersuchungen 6

        2. Histologische Untersuchungen 7

        3. Elektronenmikroskopische Untersuchungen 7

        4. Fermenthistochemische Untersuchungen 7

        5. Fluorescenzmikroskopische Untersuchungen 7

        6. Histoautoradiographische Untersuchungen 9

    D. Statistische Bearbeitung 9

IV. Punktionsfolgen bei Säugetieren 10

    A. Charakteristische Befunde 11

        1. Punktionskanal (Pk) und unmittelbare Umgebung 11

            a) Ergebnisse 11

            b) Diskussion 23

            c) Zusammenfassende Betrachtung 28

        2. Nephrohydrose (Nh) 29

            a) Ergebnisse 29

            b) Diskussion 40

            c) Zusammenfassende Betrachtung 45

        3. Roter Keil (rK) 45

            a) Ergebnisse 45

            b) Diskussion 53

            c) Zusammenfassende Betrachtung 56

        4. Gesetzmäßige Beziehungen der charakteristischen Befunde unter-
einander (Punktionskanal, Nephrohydrose-Bezirk, roter Keil) . . 57

5. Veränderungen bei peripherer Lage des Punktionskanals 59
   a) Histologische Befunde 59
   b) Diskussion 61
   c) Zusammenfassung 62

B. Komplikationen 62
   1. Blutungen 62
      a) Befunde 62
      b) Diskussion 65
      c) Zusammenfassung 66
   2. Durchblutungsstörungen 67
      a) Befunde 67
      b) Diskussion 70
      c) Zusammenfassung 72
   3. Sonstige Punktionsfolgen 72

C. Häufigkeit der wichtigsten Punktionsfolgen 72
   1. Kaninchen 72
      a) Ergebnisse 72
      b) Diskussion 74
      c) Zusammenfassung 75
   2. Ratten 76
      a) Ergebnisse 76
      b) Diskussion 77
      c) Zusammenfassung 78

V. Punktionsfolgen beim Menschen 79

A. Tödliche Zwischenfälle 79
   1. Mitgeteilte Befunde 79
   2. Diskussion 80
   3. Zusammenfassung 82

B. Klinisch beobachtete Komplikationen ohne tödlichen Ausgang . . . 82
   1. Mitgeteilte Befunde 82
   2. Diskussion 85
     Anhang: Befunde in Biopsiematerial, die auf bestimmte Punktions-
     folgen schließen lassen 86
   3. Zusammenfassung 87

C. Morphologische Untersuchungen menschlicher Nieren nach Punktion . 87
   1. Mitgeteilte Befunde 87
   2. Eigene Untersuchungen 88
     Anhang: Vorkommen morphologischer Biopsiefolgen in Wieder-
     holungspunktaten 93
   3. Diskussion 93
   4. Zusammenfassung 95

VI. Schlußfolgerungen 96

Literatur 97

Sachverzeichnis 108

I. Einleitung

Die Nierenpunktion wurde vor weniger als 2 Jahrzehnten in die Klinik eingeführt und ist heute als Routineverfahren aus dem diagnostischen Repertoire nicht mehr wegzudenken.

Während die klinischen Komplikationen sehr gut bekannt sind, herrscht Unkenntnis über die regelmäßigen *morphologischen Folgen,* und auch das Wissen über das jeweilige pathologisch-anatomische Substrat für eine Reihe der klinischen Komplikationen ist recht lückenhaft; denn man ist hier im wesentlichen auf die glücklicherweise nur sehr seltenen Komplikationen mit tödlichem Ausgang (nach KOLLWITZ 1961: 0,1—0,2%) oder erforderlicher chirurgischer Intervention angewiesen. Eine weitere Schwierigkeit bei der Untersuchung der Punktionsfolgen an der menschlichen Niere liegt darin, daß das Organpaar meist durch die zugrunde liegende Erkrankung morphologisch verändert ist, wodurch die Abgrenzung der Punktionsfolgen schwierig oder unmöglich sein kann.

Wegen der großen praktischen Bedeutung der Nierenbiopsie, die u. U. bei demselben Patienten mehrfach durchgeführt wird, halten wir eine genaue Untersuchung der pathologisch-anatomischen Folgen für erforderlich, was aber beim Menschen auf die genannten Grenzen stößt. Zum *systematischen* Studium der Punktionsfolgen in der *gesunden* Niere bietet sich daher das *Tierexperiment* an. Die von uns an drei verschiedenen Species (Kaninchen, Ratte, Hund) durchgeführten Versuche sollen zur Beantwortung von drei Hauptfragen dienen:

1. Welche morphologischen Folgen sind nach Nierenpunktion zu beobachten?

2. Wie häufig kommen sie vor?

3. Wie ist der Ablauf der häufigsten morphologischen Folgen?

Zur Klärung der dritten Frage werden alle uns zur Verfügung stehenden Methoden herangezogen (Licht-, Elektronen- und Fluorescenzmikroskopie sowie Histoautoradiographie). Dabei ergeben sich Erkenntnisse, die über die begrenzte Fragestellung hinaus von allgemeiner Bedeutung sind. Diese Befunde werden nur gekürzt dargestellt, da hierüber ausführlich an anderen Stellen berichtet wird (KUNDE u. DITSCHERLEIN 1967, DITSCHERLEIN 1968, KRANZ et al. 1968, DITSCHERLEIN u. KRANZ 1969, DITSCHERLEIN u. KUNDE 1969, DITSCHERLEIN u. MARX 1969).

Nach dem Studium der Punktionsfolgen an der gesunden Säugerniere werden die Veränderungen an den in begrenzter Zahl zur Verfügung stehenden *menschlichen Nieren* überprüft. Dabei ergeben sich insbesondere folgende Fragen:

1. Wie häufig sind sichere Punktionsfolgen nachweisbar?

2. Entsprechen die am Tier erhobenen Befunde denen beim Menschen?

3. Welche Abweichungen sind bei Vorliegen von Nierenerkrankungen zu finden bzw. zu erwarten?

4. Lassen sich verschiedene bekannte klinische Komplikationen durch morphologische Befunde erklären?

5. Welche praktische Bedeutung kommt den Punktionsfolgen beim Menschen zu?

II. Beobachtungsgut

An 168 gesunden *Kaninchen* unterschiedlicher Rasse, beiderlei Geschlechts und verschiedenen Alters wurden insgesamt 682 Punktionen durchgeführt. Die Tiere wogen zum Zeitpunkt der Punktion 1300 bis 4670 g, zum Tötungszeitpunkt 1450 bis 4850 g.

90 gesunde *Wistar-Ratten* (Stamm Potsdam-Rehbrücke) beiderlei Geschlechts wurden insgesamt 266mal punktiert. Das Gewicht der Tiere lag bei der Punktion zwischen 130 und 300 g, bei der Tötung zwischen 170 und 350 g.

Bei 11 *Hunden* wurden die auto- oder homotransplantierten oder die gesunden nicht verpflanzten Nieren nach insgesamt 47 Punktionen studiert.

Als *Kontrollen* dienten 30 Kaninchen-, 32 Ratten- und 2 Hundenieren. In einem Teil der Fälle waren die entsprechenden Tiere überhaupt nicht punktiert worden, in einem anderen Teil waren die Eingriffe nur am kontralateralen Organ erfolgt. Die Kaninchennieren dienten für die histologische, enzymhistochemische, elektronen- und fluorescenzmikroskopische Untersuchung als Kontrollen, die Rattennieren für die histologische und autoradiographische und die Hundenieren für die histologische Untersuchung.

Schließlich wurden die Nieren 27 *menschlicher Autopsiefälle*, bei denen zu Lebzeiten bekanntermaßen eine perkutane Nierenbiopsie durchgeführt worden war, systematisch untersucht.

III. Methoden

A. Instrumentarium

Für die Tierexperimente wurde das gleiche Punktionsbesteck benutzt, welches in der II. Medizinischen Klinik der Charité beim Menschen routinemäßig genommen wird und sich bei bisher über 1600 Punktionen gut bewährt hat (NATUSCH, persönl. Mitteilung). Es besteht aus:

Menghini-Nadel (Kaliber 1,0; 1,2; 1,4 mm) mit Stoppsonde

Spritze mit Luerlock-Verschluß

Stilett (bei perkutaner Biopsie)

Bei den Fällen mit Punktion unter Sicht wurden außerdem die für eine Laparotomie üblichen einfachen Operationsinstrumente und Materialien benutzt (Scheren, Pinzetten, Klemmen, Nadelhalter, Nadeln, Catgut, Leinenzwirn, Klammern).

B. Durchführung der Eingriffe

1. Kaninchen

Percutane Nierenblindbiopsie: Die meisten Kaninchen wurden blind in Hexobarbitalnarkose punktiert (NATUSCH u. DITSCHERLEIN 1965). Im Rückenbereich wurde über der jeweiligen Niere ein kleiner Hautschnitt angelegt und die Kanüle durch diesen ein- und bis unmittelbar an die Niere herangeführt. Das Organ wurde von vorn durch die Bauchdecken hindurch mit der linken Hand des Operateurs gehalten und vor allem bei den folgenden Phasen gut fixiert. Von einer assistierenden Person wurde durch Zurückziehen des Spritzenstempels der Sog erzeugt. Unmittelbar anschließend wurde der Stich gegen den Widerstand der fixierenden Hand, auf der die Vorderseite der Niere lag, durchgeführt. Mit dem Zurückziehen der Nadel war der ganze Eingriff beendet.

Punktion unter Sicht durch Laparotomie: Insgesamt 32 Punktionen wurden *unter Sicht* durchgeführt, um Ausmaß und Dauer der Blutung, Durchblutungsstörungen und etwaige andere Folgen unmittelbar beobachten zu können. Hierzu wurden die Tiere bei Äthernarkose in Rückenlage *laparotomiert,* und die Punktion wurde von der Vorderseite der Niere her gegen den Widerstand der dorsalen Bauchwand durchgeführt. Um eine Gewebsentnahme zu ermöglichen, mußte der Stich in Phasen aufgeteilt werden: Zunächst wurde die Nadel nur um etwa 1 mm in das Nierenparenchym eingeführt, danach wurde bei gut fixierter Niere und Kanüle ganz vorsichtig der Sog erzeugt, worauf endlich der eigentliche Stich zur Gewinnung von Nierengewebe folgte.

Zahl der Eingriffe: Es wurden 1 bis maximal 10 Punktionen pro Tier bzw. 1 bis 5 Punktionen pro Niere durchgeführt. Die Zahl der Eingriffe pro Sitzung betrug 1 bis 3. Grundsätzlich wurde bei jeder Sitzung nur eine Niere punktiert. Am häufigsten (bei 92 Tieren) wurden insgesamt 4 Punktionen beim Einzeltier durchgeführt, und zwar zu jeweils einem Zeitpunkt 2 Punktionen in jeder Niere. Dadurch wurden innerhalb derselben Nieren Verwechslungsmöglichkeiten im Hinblick auf das zeitliche Intervall zwischen Punktion und Tötung der Tiere vermieden.

Beobachtungsintervalle: Die Tiere wurden durch Nackenschlag und Durchtrennung der A. carotis communis beider Seiten einige Minuten bis 20 Monate post punctionem (p.p.) getötet.

Beim Kaninchen erfolgten die umfassendsten Untersuchungen, und zwar nicht nur im zeitlichen Ablauf, sondern auch im Hinblick auf die morphologischen Untersuchungsmethoden. Es wurden durchgeführt: Beobachtungen in vivo (unmittelbar im Anschluß an den Eingriff), makroskopische, histologische, histochemische, elektronen- und fluorescenzmikroskopische Untersuchungen.

2. Ratte

Für die Nierenpunktion der Ratten wurden drei Methoden bei jeweils einer gewissen Anzahl von Tieren erprobt (DITSCHERLEIN et al. 1968):

percutane Nierenblindpunktion
transperitoneale Punktion unter Sicht durch Laparotomie
extraperitoneale Punktion unter Sicht von dorsal.

Im Hinblick auf Ergiebigkeit des Punktates und Beschränkung stärkerer morphologischer Folgen bewährte sich am besten die *Punktion unter Sicht durch Laparotomie* (transperitoneal). Der Eingriff erfolgte sonst in prinzipiell gleicher Weise wie beim Kaninchen. Entsprechendes gilt auch für die percutane Biopsiemethode. Beim dritten Verfahren wurde durch die dicke Schicht der Rückenmuskulatur eingegangen und ein Teil der dorsalen Nierenseite freigelegt; die eigentliche Gewebsentnahme erfolgte in zwei Phasen wie bei der Punktion des Kaninchens unter Sicht.

Zahl der Eingriffe: Die Zahl der Punktionen beim Einzeltier variierte zwischen 2 und 7. Es wurden bei 50 Tieren je 2, bei 18 Tieren je 3, bei 12 Tieren je 4, bei 3 Tieren je 5 und bei 7 Tieren je 7 Punktionen durchgeführt. Meist wurde bei einer Sitzung 1 oder 2mal punktiert. Auch hier wurde zu jedem Zeitpunkt nur eine Niere angegangen.

Beobachtungsintervalle: Die Ratten wurden durch Wirbelluxation oder Decapitation nach folgenden Intervallen p.p. getötet: 12, 24, 48 Stunden, 3, 4, 5, 7, 9, 11, 14, 17, 21, 24, 28, 35, 63 Tage. Neben Beobachtungen in vivo wurden makroskopische, histologische und autoradiographische Untersuchungen durchgeführt.

3. Hund

Bei Hunden ist die percutane Punktion der Nieren wegen der topographischen Verhältnisse außerordentlich schwierig. Daher wurden zwei andere Möglichkeiten angewandt.

Percutane Blindbiopsie von transplantierten Nieren: Eine in die Fossa ilica überpflanzte Niere ist sehr leicht zu punktieren, da sie gut zu tasten ist und nur von Haut und Subcutis bedeckt wird.

Transperitoneale Punktion unter Sicht durch Laparotomie (24 Punktionen von 8 in situ befindlichen normalen Nieren). Die Eingriffe wurden in prinzipiell ähnlicher Weise wie beim Kaninchen durchgeführt.

Zahl der Eingriffe: Die *transplantierten* Nieren waren 1 bis 6mal punktiert worden, in 3 Fällen in Form von Serienpunktionen (5 bzw. 6 Einzeleingriffe) zur Verlaufsbeobachtung. Die *normalen* nicht verpflanzten Nieren wurden einseitig jeweils 3mal punktiert.

Beobachtungsintervalle: Die Tiere wurden 1, 2, 3, 5, 7, 9, 11, 14, 17 bzw. 26 Tage p.p. durch eine Überdosis von Hexobarbital getötet. 4 Tiere starben spontan (nach Homotransplantation).

Bei Hunden wurden in-vivo-Beobachtungen sowie postmortal makroskopische und histologische Untersuchungen durchgeführt.

4. Mensch

Alle untersuchten Nieren stammen aus dem Obduktionsgut unseres Institutes. Die Punktionen waren ausnahmslos mit dem Menghini-Besteck durchgeführt worden (Methode bei NATUSCH und MARX 1965). Weitere Angaben s. S. 88 ff. und Tabelle 5.

C. Verarbeitung der Nieren

1. Makroskopische Untersuchungen

Sofort nach der Tötung der Tiere bzw. bald nach dem Tod der Patienten (Citosektion) wurden die Nieren und ihre Umgebung in situ inspiziert; die Nieren wurden entnommen, meist median längs gespalten und je nach der beabsichtigten Untersuchungsmethode weiterbehandelt (s. unten).

2. Histologische Untersuchungen

Fixierung in 10%igem Formalin oder im Carnoyschen Gemisch. Paraffineinbettung und übliche Weiterbehandlung. Färbungen bzw. Reaktionen: Hämalaun-Eosin, Hämatoxylin-van Gieson, Versilberung nach Tibor Pap, Alzianblau, Astrablau, Methylgrün-Pyronin, Gallocyanin-Chromalaun, Kossa-, Feulgen-, Turnbull-, Berliner Blau-, Lepehne- und PAS-Reaktion. Ein Teil der Formalin-fixierten Gewebsstücke wurde mit dem Gefriermikrotom geschnitten und mit Hämalaun-Sudan III gefärbt; ein Teil des Carnoyfixierten Materials wurde für die Fluorochromierung benutzt (s. unten).

3. Elektronenmikroskopische Untersuchungen

Fixierung der Gewebsstücke von 1 bis 2 mm Kantenlänge bei insgesamt 53 Kaninchen in 1%iger gepufferter Osmiumtetroxydlösung, Einbettung in Vestopal W, Ultradünnschnitte mit dem Ultramikrotom (von ARDENNE u. WESTMEIER) bzw. dem LKB-Ultrotom; zum Teil Nachkontrastierung nach REYNOLDS. Aufnahmen mit dem Elektronenmikroskop SEM 3 (VEB Fernsehelektronik Berlin) und dem Elmiskop I A (Siemens, Berlin); Originalvergrößerungen zwischen 3000 : 1 und 20 000 : 1, Nachvergrößerungen.

4. Fermenthistochemische Untersuchungen

Drei Untersuchungsserien. Die Nieren wurden so zugeschnitten, daß im histologischen Schnitt der zu untersuchende Gewebsbezirk quer getroffen wurde. Schneiden des unfixierten Gewebes mit dem Gefriermikrotom (Leitz, Wetzlar). Es wurden jeweils 6 Nieren (von 5 Versuchstieren und einem nicht vorbehandelten Kontrolltier) gleichzeitig geschnitten, so daß bei der Auswertung ein guter Vergleich zwischen den Ergebnissen bei verschiedenen Tieren ermöglicht wurde. Durch die Herstellung einer größeren Zahl von Gewebsschnitten konnte an denselben Nieren eine ganze Anzahl von histochemischen Reaktionen durchgeführt werden (Angaben zur Methodik s. Tabelle 1). Ein Teil der Schnitte wurde kurzzeitig in Formalin fixiert. Zur besseren Orientierung im Gewebe wurde bei manchen Präparaten eine sog. Kerngegenfärbung vorgenommen (Hämalaun oder Feulgen).

5. Fluorescenzmikroskopische Untersuchungen

Teils Anfertigung unfixierter Gewebsschnitte mit dem Messertiefkühlverfahren, teils Fixierung des Gewebes im Carnoyschen Gemisch mit folgender Paraffineinbettung. Fluorochromierung der Gewebsschnitte mit Acridinorange (Merck, Darmstadt) in Verdünnung 1 : 10 000 (gepuffert, pH 1,5; 4,5; 6); Veronalacetatpuffer nach MICHAELIS. Fluorochromierungsdauer:

Tabelle 1. *Methodik zu den enzymhistochemischen Untersuchungen*

Enzym	Methode	Substrat	pH	Inkubationszeit
Alkalische Phosphatase	GOMORI	Na-β-Glycero-phosphat	9,4	60—70 min
saure Naphtholphosphatase	GÖSSNER	Naphthyl-phosphat	5,6	15 h
5-Nucleotidase	WACHSTEIN u. MEISEL	Adenosin-monophosphat	7,2	45—90 min
Adenosintriphosphatase	WACHSTEIN u. MEISEL	Adenosin-triphosphat	7,2	25—30 min
Adenosintriphosphatase	SCHREIBER u. SIMON	Adenosin-triphosphat	7,5	60 min
Adenosintriphosphatase	PADYKULA u. HERMAN	Adenosin-triphosphat	9,4	15 min
Fructose-1,6-Diphosphatase	GOMORI (modif.)	Fructose-1,6-Diphosphat	7,5	150 min
Naphthol-Esterasen	GÖSSNER	Naphthylacetat	7,9	8 min
β-Glucuronidase	PEARSE	8-Hydrochinolin-glucuronid	5,2	4; 5; 14 h
Succinatdehydrogenase	NACHLASS et al.	Na-Succinat (NBT)	7,6	45 min
Lactatdehydrogenase	HESS et al.	Calciumlaktat	7,0	30 min
Monoamindehydrogenase	GLENNER et al.	Tryptaminhydro-chlorid (NBT)	7,2	3 h
Diaphorase I	HESS et al.	$NADH_2$ (NBT)	7,0	30 min
Cytochromoxydase	BURSTONE	p-Amino-diphenylamin	7,4	50 min

10 Minuten. Anschließend Waschen und Eindecken der Gewebsschnitte in Pufferlösung.

Um nachweisen zu können, daß es sich bei den langwelligen Fluorescenzen im Cytoplasma und im Nucleolus um Ribonucleinsäure handelt, wurden Parallelschnitte vor der Fluorochromierung mit Ribonuclease behandelt.

Ribonucleaseextraktion: RNase (Schuchardt, München) 1 mg/ml Aqua dest., 3 Std, 37° C; Kontrollschnitte in Aqua dest. Danach Spülen in Leitungswasser. Anschließend Fluorochromierung.

Untersuchung mit dem „Großen Fluorescenzmikroskop" (Carl Zeiss, Oberkochen) mit Quecksilberhöchstdruckbrenner HBO 200. Erregerfilter BG 3, Sperrfilter 44+50 (Maximum bei 440 bzw. 550 nm). Fotografische Aufnahmen mit der „Exacta Varex" (Ihagee, Dresden) auf Umkehrtageslichtfilm UT 16 DIN und 21 DIN sowie Negativ Color NC 16 DIN (ORWO, Wolfen). Originalvergrößerungen 6,3 × 8 × 1,25 bis 40 × 8 × 1,25.

6. Histoautoradiographische Untersuchungen

Nur männliche Ratten relativ gleichen Alters und Gewichts (150 bis 200 g) wurden benutzt. (Bei jedem Tier in einer Sitzung 2 Punktionen der rechten Niere; die linke Niere blieb unberührt.)

Kontrollen: a) zwei scheinoperierte Tiere (Laparotomie mit Freilegung und Berührung der rechten Niere, aber keine Punktion), b) zwei nicht vorbehandelte Tiere.

Intraperitoneale Applikation von 2 μCi/g Körpergewicht ^{3}H-Thymidin 60 Minuten vor der Tötung (Thymidine-6-H 3; Institut für Forschung, Herstellung und Anwendung der Radioisotope Prag/CSSR; spezifische Aktivität 11,3 mCi/mMol).

Fixierung der Nieren in 10%igem Formalin, Paraffineinbettung. Histologische Schnitte in 3 Stufen. Autoradiogramme mit der Emulsion K 5 (ORWO), Expositionszeiten 6, 8, 13 Tage. Nachfärbung mit Hämalaun-Eosin. Auswertung mit Okularzählnetz getrennt nach Bindegewebs- und Epithelzellen (jeweils 5000 bis 15 000 Zellen). Bestimmung des ^{3}H-Thymidin- und des Mitoseindex bei denselben Schnitten.

D. Statistische Bearbeitung

Für *prozentuale Häufigkeiten* im Tierexperiment wurden die *Mutungsgrenzen* nach den von BUNKE (1959/60; Tabelle 3) errechneten Werten für eine Wahrscheinlichkeit von 0,99 angegeben (vgl. WEBER 1961, Tafel 8). Die Mutungsgrenzen werden nach den Prozentzahlen in Klammern übereinander stehend angegeben.

Zur Überprüfung der statistischen Signifikanz verschiedener Häufigkeiten in 2 Untersuchungsreihen wurde der χ^2-*Test* mit Yatesscher Korrektur durchgeführt nach der Formel

$$\chi^2 = \frac{(\,|\,a\cdot d - b\cdot c\,| - \tfrac{1}{2}\,n)^2 \cdot n}{(a+b)(c+d)(a+c)(b+d)}$$

a, b, c, d = beobachtete Feldhäufigkeiten (Vierfeldertafel)
n = Gesamtzahl der Untersuchten beider Reihen.

IV. Punktionsfolgen bei Säugetieren

Die verschiedensten pathologisch-anatomischen Befunde an der Niere von Kaninchen sind in Tabelle 2 zusammengestellt. Wir unterscheiden dabei zwei große Gruppen:

„Charakteristische Befunde" nennen wir diejenigen, die stets (Punktionskanal) oder sehr häufig (Nephrohydrose, roter Keil) nach Punktion beobachtet werden. Nephrohydrose und roter Keil werden sonst sowohl im Tierexperiment als auch in der Humanpathologie kaum in so reiner und örtlich scharf begrenzter Form wie nach Punktion gefunden, so daß hier gute Versuchsmodelle vorliegen. Der formalgenetische Ablauf der 3 charakteristischen Veränderungen wurde besonders eingehend am *Kaninchen* studiert; hierbei wurden u. a. verschiedene moderne morphologische Untersuchungsmethoden angewandt (Elektronen- und Fluorescenzmikroskopie, Fermenthistochemie); lediglich die autoradiographischen Untersuchungen wurden bei Ratten durchgeführt (DITSCHERLEIN 1968). — Zu den charakteristischen Befunden gehören auch die bei peripherer Lage des Pk vorkommenden Veränderungen (Subinfarkt, z. T. in Verbindung mit Nephrohydrose). Sie werden nur deshalb seltener beobachtet, weil der hierzu erforderliche schräge An- und Durchstich im Tierexperiment schwierig ausführbar ist.

Unter *„Komplikationen"* haben wir die verschiedenartigen Folgen zusammengefaßt, deren Vorkommen zufallsabhängig ist. Im wesentlichen handelt es sich um unterschiedlich lokalisierte Blutungen, die prinzipiell auch nach anderen Verletzungen auftreten können, und um die klassischen Durchblutungsstörungen in typischer Ausbildung.

Auf die detaillierte Darstellung des formalen Ablaufs der verschiedenen klassischen Durchblutungsstörungen konnte verzichtet werden, da sie bei unseren Experimenten wesentlich seltener vorkommen, allgemein gut bekannt sind und zum Teil auch schon mit modernen Methoden bei günstigeren Versuchsmodellen studiert wurden.

Es sei vorweggenommen, daß sich die Ergebnisse bei den verschiedenen Tierspecies grundsätzlich entsprechen. Lediglich im zeitlichen Ablauf gibt es zum Teil Unterschiede. Die Darstellung im folgenden bezieht sich auf die Befunde an *Kaninchen,* sofern nicht ausdrücklich eine andere Species genannt wird.

Ihre Zahl nimmt rasch zu, während die Zellzahl absinkt. Nach etwa 4 bis 6 Wochen kann man von einer Narbe sprechen, die sich als ein dünner Strang an der Ein- und Ausstichstelle auf die Capsula fibrosa fortsetzt.

Bemerkenswert erscheinen uns folgende Feststellungen:

1. Es erfolgt keine Vereinigung der proximalen und distalen Kanälchenstümpfe.

2. Die epitheliale Regeneration geht in erster Linie von derjenigen Seite des Pk aus, die der Rinden-Mark-Grenze zugewandt ist. Durch stärkere Durchblutungsstörungen im Nachbargewebe wird der Prozeß erheblich behindert.

3. Die epitheliale Regeneration bestimmt das Bild in den ersten Tagen; dann tritt die mesenchymale Regeneration in den Vordergrund.

4. Im Markbereich ist die epitheliale Proliferation stärker als im Cortex. Die ausgesprochen cystischen Gebilde kommen fast nur im Mark vor (vgl. DITSCHERLEIN 1969 a: Abb. 8 a und b).

5. Einsetzen und Ablauf der Reparationsprozesse sind vom Alter der Tiere abhängig; bei alten Tieren verläuft alles protrahierter.

Umgebung des Punktionskanals. Der Pk wird in den ersten Tagen von 2 konzentrischen Zonen umgeben, einer inneren hämorrhagisch-hyperämischen und einer äußeren hyperämischen Zone. Auch die Kanälchenlumina enthalten Erythrocyten, ferner kernhaltige Epithelzellen, Detritus und hyaline Zylinder. Nach 4 Tagen ist die innere Zone abgeblaßt; anstatt der anfänglichen maximalen Capillardilatation fällt jetzt eine starke Bindegewebsmobilisierung auf, die ausgetretenen Erythrocyten sind größtenteils phagocytiert, und zum Teil ist bereits Hämosiderin nachweisbar. Die äußere hyperämische Zone bleibt noch kurze Zeit bestehen. Innerhalb der ersten Woche kommen vereinzelt Verfettungen und Degenerationen von Epithel- und Bindegewebszellen vor. Später ist die unmittelbare Umgebung des Pk durch atrophische Kanälchen und Eisenablagerungen gekennzeichnet.

cc) Elektronenmikroskopische Befunde [1]

In den ersten Tagen findet man zahlreiche Erythrocyten, Fibrinfasern, untergehende Zellen, die verschiedensten degenerativ veränderten Zellorganellen und granuläres oder filamentöses Material. Dazwischen kommen schon am 2. Tag im Zentrum *epitheliale Regenerationszellen* (R-Zellen) vor. Sie haben zunächst ein helles Cytoplasma mit sehr wenigen Organellen; der Kern ist homogen und kaum elektronendichter als das Cytoplasma. Die Organellen im Cytoplasma sind klein und lassen noch keine Veränderungen erkennen; sie scheinen regellos über die ganze Zelle verteilt zu sein. Die Mitochondrien haben wenige Cristae. Nucleolus und Golgifeld sind auffallend gut ausgebildet und nicht selten in der Mehrzahl vorhanden (2—3).

---

[1] Ausführlich bei DITSCHERLEIN und MARX 1969

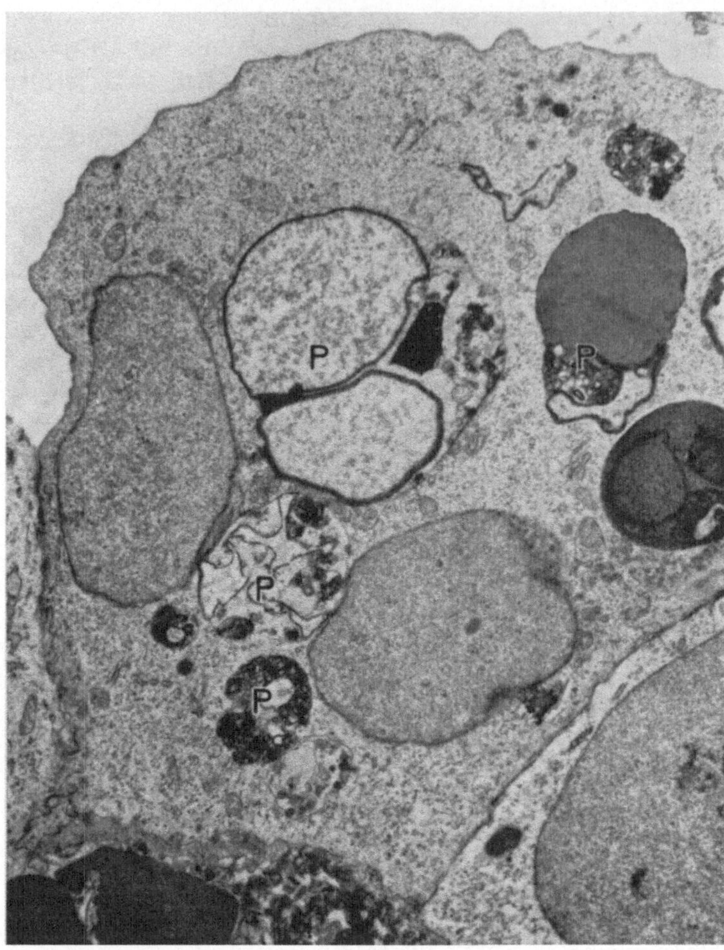

Abb. 4. Epitheliale R-Zelle im Pk 3 Tage p.p. (Kaninchen). Zahlreiche Phagosomen (P), in denen verschiedene Abbaustufen des aufgenommenen Materials vorhanden sind. Reichtum an Ribosomen, Armut an anderen Organellen des Cytoplasmas. Am unteren Bildrand links angeschnittene Erythrocyten, Fibrinfasern und Detritus. Oben Cystenlumen. 5000×

Daneben kommen etwas dunklere Zellen vor, deren Cytoplasma eine sehr große Zahl von Polysomen und auch schon etwas mehr andere Organellen enthält, ohne daß diese eine für ausgereifte Tubuluszellen charakteristische Anordnung aufweisen. Häufig sind sekundäre Lysosomen, besonders Phagosomen; in ihnen erkennt man oft noch sehr gut Erythrocyten und Fibrinfasern. In der ersten Woche findet man nicht selten 6 bis 8 Phagosomen in einer Zelle (in einem einzigen Schnitt; s. Abb. 4). Die drüsenartigen Gebilde

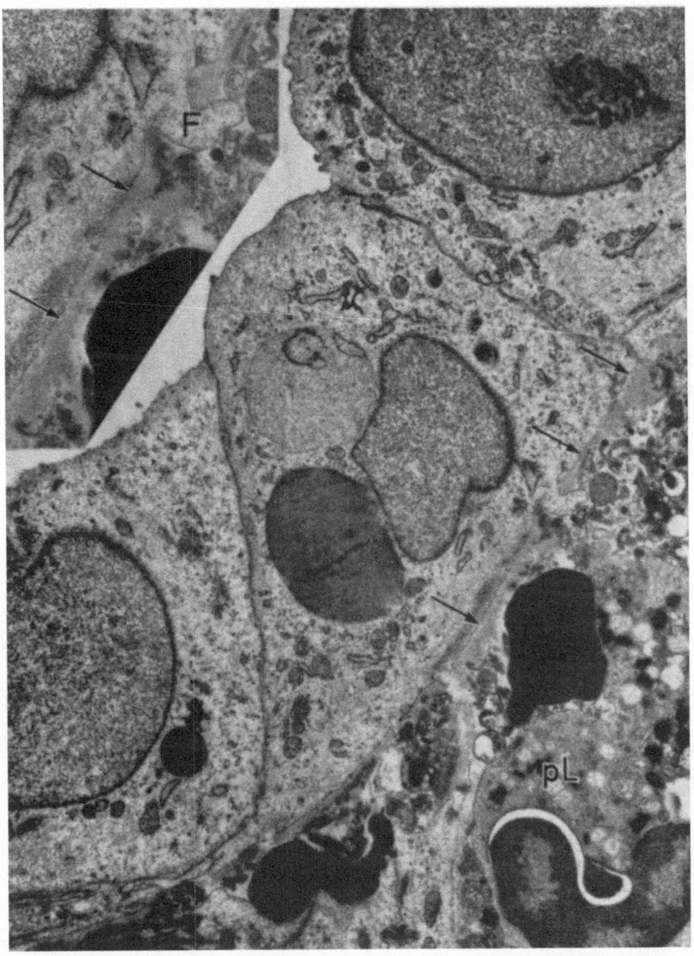

Abb. 5. Teil einer Cystenwand im Pk 3 Tage p.p. (Kaninchen). Organellenarme epitheliale R-Zellen. Oben links Lumen, unten rechts Erythrocyten, polymorphkernige Leukocyten (pL), Fibrinfasern, degenerierte Zellorganellen. Entlang der Epithelzellbasis Material von der Dichte der Basalmembran (Pfeile); ungleichmäßige Dicke, gelegentlich Lücken, durch die sich kleine Cytoplasmafortsätze ausstülpen (F im Bildausschnitt links oben). 5000 × bzw. 10 000 × (Ausschnitt)

zeigen schon am 2. bis 3. Tag auf der Außenseite eine an Dicke zunehmende Basalmembran, die zunächst noch Lücken aufweist (Abb. 5); hierdurch können sich kurze Cytoplasmaausläufer vorstülpen. Nach 4 bis 6 Tagen liegt eine kontinuierliche gleichmäßige Basalmembran von der gewohnten Dicke vor. Die apikale Seite der Zellen läßt einzelne kurze Mikrovilli erkennen, und die Zahl der Organellen im Cytoplasma nimmt zu. Insgesamt reifen die

Zellen, sie entsprechen jedoch zu keinem Untersuchungszeitpunkt einem in der normalen Niere vorkommenden Zelltyp; am ehesten ähneln sie den Sammelrohrepithelien. Nach 2 bis 3 Wochen ist oft die Basalmembran verdickt oder verdoppelt, und manche Zellen enthalten Siderosomen.

Die verschiedenen Zellelemente des *einsprossenden Granulationsgewebes* sind durch ihre wohlbekannten feinstrukturellen Charakteristika in der Regel leichter als lichtmikroskopisch zu identifizieren. Im Außenbezirk des Pk sind am 7. Tag in der Nähe der Fibroblasten Kollagenfasern nachweisbar, im Pk-Zentrum 2 bis 4 Tage später; ihre Zahl nimmt in der Folgezeit zu. Die Histiocyten enthalten reichlich Phagosomen mit Erythrocyten, Fibrinfasern und nicht identifizierbarem Material, ferner nicht selten Lipidtröpfchen; später kann man Siderosomen finden. Die Capillarsprossen sind zunächst solide oder haben ein spaltförmiges Lumen; ihre Basalmembran ist schon früh nachweisbar, hat allerdings zunächst noch Lücken. Nach 6 Wochen kommen keine Fibroblasten mehr vor, das faserreiche Bindegewebe läßt nur noch wenige Fibrocyten und Phagocyten erkennen.

dd) Enzymhistochemische Befunde [1]

Der Reaktionsausfall bei den angewandten Methoden in der *gesunden* Kaninchenniere wurde ausführlich an anderer Stelle geschildert (DITSCHERLEIN 1968); dort wurde auch auf die Schwierigkeiten der Beurteilung der verschiedenen Gewebselemente (z. B. einzelne Tubulusabschnitte, Henlesche Schleifen-Vasa recta) hingewiesen.

Epithelgewebe. Die alkalische Phosphatase fällt in den ersten Tagen in manchen Einzelzellen, selten in allen Zellen eines Tubulus und schließlich auch in manchen Tubuluszylindern positiv aus. Von den Zellen des einwuchernden Epithelgewebes reagieren einige positiv ebenso wie manche abgestoßenen Elemente im Cystenlumen. Eine Reihe von Enzymen (saure Naphthol-Phosphatase, β-Glucuronidase, Diaphorase I und Lactatdehydrogenase) zeigen anfangs geringen Reaktionsausfall, der aber allmählich zunimmt, bis nach 2 bis 4 Wochen etwa dieselbe Intensität wie in den Kanälchenepithelien der Umgebung erreicht ist (vgl. Abb. 6). Alle anderen überprüften Enzymreaktionen fallen negativ oder nur ganz schwach positiv aus; eine Änderung der Aktivität im Laufe der Zeit ist nicht festzustellen.

Mesenchymzellen. Die alkalische Phosphatase ist nur in den Leukocyten stärker positiv, also besonders in den ersten 2 Tagen im Randgebiet des Pk; Fibroblasten und histiocytäre Zellen reagieren nur schwach. Die saure Phosphatase und die Naphthol-Esterasen sind lediglich in den Histiocyten anfangs gering, später stärker positiv. Die β-Glucuronidase ist in den Siderophagen (wegen des ähnlichen Farbtones von Reaktionsprodukt und Pigment) schwer zu beurteilen; die Fibroblasten reagieren deutlich positiv. Die

---

[1] Ausführlich bei DITSCHERLEIN 1968 sowie DITSCHERLEIN und KUNDE 1969

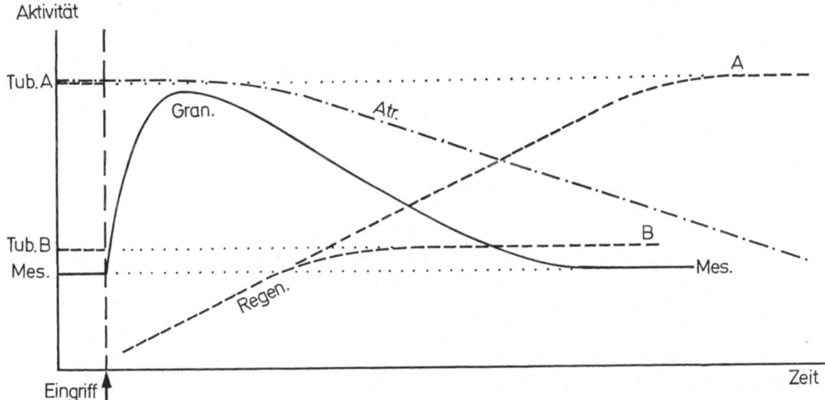

Abb. 6. Schematische Darstellung der Änderung der Reaktionsintensität nach mechanischer Verletzung. Epitheliale Regenerationszellen (Regen., gestrichelt) zeigen zunächst stark herabgesetzte Aktivität, die allmählich bis zur normalen Reaktionsstärke des Ausgangsepithels (Tub. A bzw. B) zunimmt. „Aktivierte Bindegewebszellen" des Granulationsgewebes (Gran., ausgezogene Linie) reagieren im Vergleich zu den „ruhenden" Mesenchymzellen (Mes.) stärker. Inaktivitätsatrophische Tubuli (Atr., Punkt-Strich-Linie) im Nephrohydrosebezirk zeigen allmählichen Aktivitätsschwund

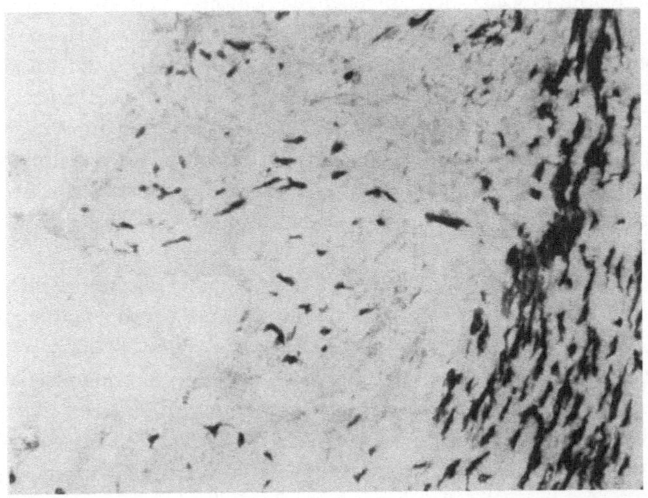

Abb. 7. Pk 7 Tage p.p. (Kaninchen). ATPase 9,4. Kapillaren im Granulationsgewebe reagieren positiv wie die in der Umgebung (rechter Bildrand). 104 ×

Adenosintriphosphatase ist in den jungen Capillarsprossen schwach, nach 1 bis 2 Wochen im ganzen neugebildeten Capillarsystem ebenso stark positiv wie in den Vasa recta der Umgebung (Abb. 7). Die Fibroblasten und Histiocyten lassen nach mehreren Tagen eine deutlich positive Reaktion erkennen, die in den folgenden Wochen wieder abflaut. Die Oxydoreductasen sind am stärksten in den Histiocyten vorhanden, doch auch die Fibroblasten lassen eine kräftigere Reaktion als die Fibrocyten erkennen. Besonders eindrucksvoll sind die Ergebnisse bei der Lactatdehydrogenase, der Diaphorase I und der Cytochromoxydase.

ee) Fluorescenzmikroskopische Befunde

Eine wesentliche Feststellung ist, daß bei niedrigem pH-Wert (0,65 bis 1,5) die granuläre Rotfluorescenz des Cytoplasmas den Gehalt an Ribonucleoproteiden widerspiegelt (Gössner 1950, Schümmelfeder 1950, Schümmelfeder et al. 1958). Die Beziehung läßt sich durch Kontrollversuche beweisen, z. B. durch Extraktion mittels Ribonuclease. Die Acridinorange-Fluorochromierung erscheint uns wegen der intensiven Leuchtkraft des Fluorochroms besser geeignet als lichtoptische Nachweismethoden (z. B. Gallocyanin-Chromalaun-Färbung), die wir bei einigen Fällen vergleichsweise durchführten. Da es uns in erster Linie auf die Erfassung der RNS bzw. Ribonucleoproteide ankommt, beschränken wir uns bewußt auf die bei pH 1,5 erhobenen Befunde. Über das Verhalten in der normalen Kaninchenniere s. bei Ditscherlein 1968.

Der Punktionskanal erscheint anfangs wie ein Defekt im Präparat, da die Erythrocyten fast überhaupt nicht fluorescieren. Lediglich einzelne Fibrinzüge am Rande des Pk leuchten ziemlich intensiv grün. Schon am 2. Tag fällt eine Rotfluorescenz der umgebenden Epithel- und Bindegewebszellen auf, die in den Pk einsprossen. In den nächsten Tagen wird der ganze Pk durch rote Zellen völlig ausgefüllt. Die neu gebildeten Epithel- und Bindegewebszellen sind nicht durch Farbton oder -intensität voneinander zu unterscheiden, sondern nur durch Größe, Form und Lagerung im Verband. Besonders fallen in den ersten Tagen Mitosen durch brillante Gelbfluorescenz der Kernfiguren auf, so daß diese Zellen schon bei Lupenvergrößerung ins Auge springen. Auch die Chromatinverdichtungen pyknotischer Zellkerne leuchten kräftig gelb.

Die *Fibroblasten* lassen durch die kräftige Rotfluorescenz ihres Cytoplasmas sehr gut ihre Form und Ausdehnung erkennen, besonders auch ihre langen schmalen Ausläufer. In den Außenpartien des Pk kann man nach einer Woche die ersten dunkelgrünen Kollagenfasern erkennen, während zum Zentrum hin der Intercellularraum leer (schwarz) erscheint. Die *Makrophagen* fluorescieren langwelliger und relativ schwach. Anfang der 2. Woche wandelt sich in den Außenpartien und in der direkten Pk-Umgebung, später auch im Pk-Zentrum die Rotfluorescenz der Fibroblasten in eine Orange- bis Gelbfluorescenz um. Nach Ablauf von 6 bis 8 Wochen wirkt die Narbe im Ganzen grün, da inzwischen reichlich Kollagenfasern gebildet sind. Die wenigen erhaltenen Bindegewebszellen fluorescieren ganz schwach gelb-grünlich und sind nur noch mühevoll abzugrenzen.

Das *Cystenepithel* zeigt etwas länger als das Mesenchym Rotfluorescenz, die sich dann aber auch allmählich verliert. Der Cysteninhalt fluoresciert homogen schwach grünlich, daneben kommen einzelne korpusculäre Teile mit unterschiedlichem Farbton vor; 3 Monate p.p. ist der Cysteninhalt intensiver grün. Zu diesem Zeitpunkt fluoresciert das Cystenepithel etwas kurzwelliger als die normalen Sammelrohre der Umgebung.

In allen Fällen lassen die mit Ribonuclease vorbehandelten Parallelschnitte sowohl am Carnoy-fixierten als auch am unfixierten Material eine Rot- oder Orangefluorescenz des Cytoplasmas völlig vermissen. An Vergleichsschnitten mit Gallocyanin-Chromalaun-Färbung können die Ergebnisse voll bestätigt werden.

ff) Histoautoradiographische Befunde[1,2]

Da die Regeneration von der unmittelbaren Umgebung des Gewebsdefektes ausgeht, wird in die Auszählungen eine konzentrische Zone mit einbezogen, die 2 Reihen Harnkanälchen enthält. Epithel- und Bindegewebszellen sind gut voneinander zu unterscheiden (Abb. 8 a und b). Die Resultate

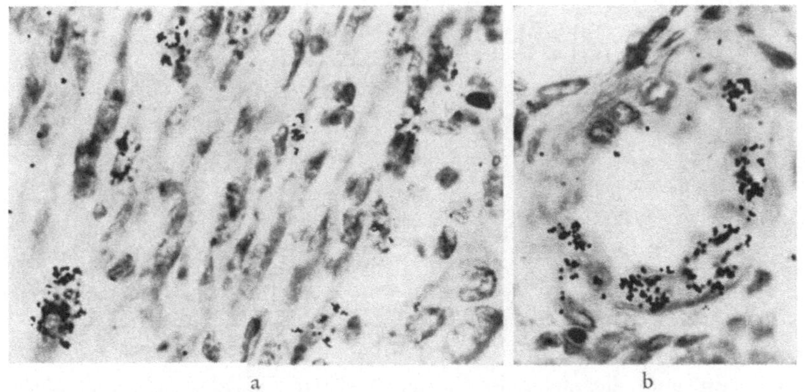

a   b

Abb. 8 a u. b. Pk (Ratte), ^{3}H-Thymidin, Expositionszeit 8 Tage. Hämatoxylin-Eosin; 1220×
a) Markierte Bindegewebszellen 3 Tage p.p. b) Markierte Epithelzellen 9 Tage p.p.

der Auszählungen sind aus Abb. 9 ersichtlich. Hieraus gehen folgende interessante Feststellungen hervor:

1. Für jede Gewebsart verlaufen ^{3}H-Thymidin- und Mitose-Index-Kurve weitgehend parallel, wenn das jeweilige Bezugssystem wie 10 : 1 angesetzt wird (entsprechend der unterschiedlichen Dauer der DNS-Synthese-Phase und der Mitose). Somit ist die Zellvermehrung überwiegend auf mitotische Zellteilungen zurückzuführen. Lediglich einen Tag nach dem Proliferations-

---

[1] Untersuchungen bei Ratten

[2] Ausführlich bei KRANZ, DITSCHERLEIN und KUNZ 1968, sowie DITSCHERLEIN 1968; dort auch Angabe aller Indices

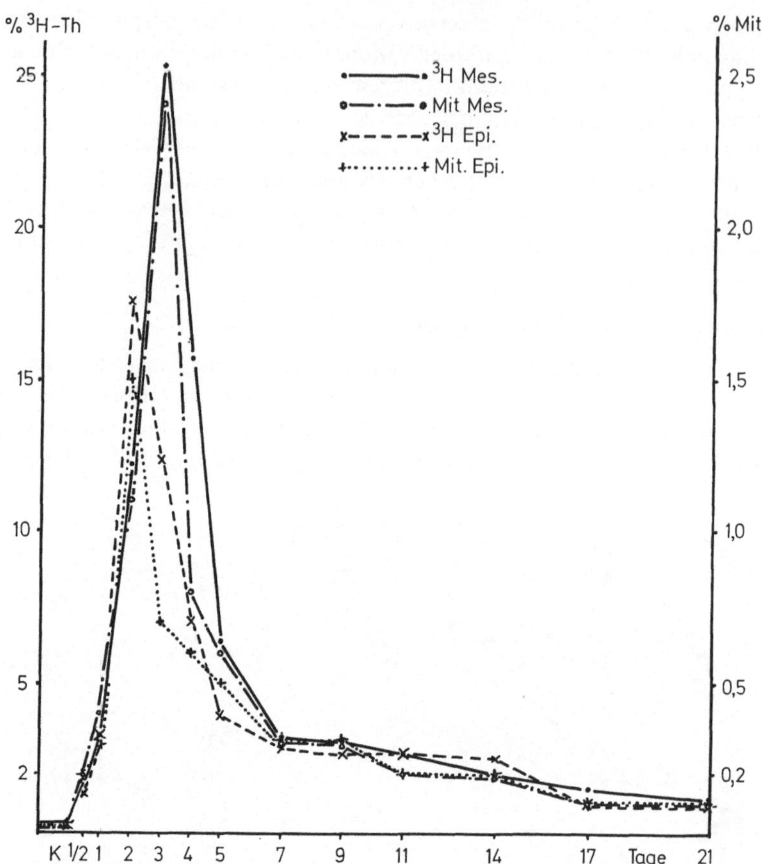

Abb. 9. Histoautoradiographie, Pk (Ratte). ³H-Thymidin-Index (³H) sowie Mitose-
Index (Mit.) des Mesenchyms (Mes.) und Epithelgewebes (Epi.). Zeitlicher und
quantitativer Unterschied des Proliferationsmaximums. Ab 7. Tag Kurven fast iden-
tisch. K = Werte der Kontrolltiere

maximum ist eine deutliche Verschiebung des Verhältnisses zugunsten des
³H-Thymidin-Index festzustellen.

2. Bereits 12 Stunden nach der Wundsetzung ist sowohl im Binde- als
auch im Epithelgewebe ein deutlicher Anstieg beider Indices um das Mehrfache des Normalwertes festzustellen.

3. Der Anstieg erfolgt bis zum Gipfel sehr steil; anschließend fallen die
Werte zunächst steil wieder ab, um dann allmählich weiter abzuklingen. Bei
Versuchsende betragen die Indices noch das 6—10fache der Vergleichs-
werte.

4. Für jede Gewebsart fallen das Maximum des ³H-Thymidin- und des
Mitose-Index zeitlich zusammen.

5. Das Epithelgewebe hat seinen Proliferationsgipfel schon am 2. Tag p.p.; zu diesem Zeitpunkt liegen die Indices 60—75mal höher als die Werte der Vergleichstiere.

6. Das Mesenchym erreicht am 3. Tag seinen Gipfel; die Indices betragen das 85—100fache der Normalwerte.

7. Zum Zeitpunkt des Proliferationsmaximums ist in der punktierten Niere außerhalb der eigentlichen Reaktionszone eine deutliche Stimulierung der DNS-Synthese festzustellen.

8. Die scheinoperierten Ratten lassen gegenüber den unbehandelten Vergleichstieren keine nennenswerte Erhöhung der Indices erkennen. — Dazu kommt als weitere Feststellung, daß die kontralaterale Niere keine Veränderungen zeigt.

b) Diskussion

Das zentrale Problem dieses Abschnittes stellt der *Heilungsablauf* im eigentlichen Punktionskanal dar.

Damit wird die alte Frage der Wundheilung in der Niere aufgegriffen, die schon seit dem vergangenen Jahrhundert Gegenstand vieler Untersuchungen war; diese stammten meist von chirurgisch-urologischer Seite und wurden mit der klassischen Methode der Lichtmikroskopie durchgeführt [1]. Demgegenüber sind uns *keine Studien mit Hilfe moderner Untersuchungsverfahren* bekannt, die bei Wunden in *anderen* Organen schon wiederholt durchgeführt wurden.

Der Heilungsverlauf nach Nierenpunktion entspricht prinzipiell den früher bei Schnitt-, Stich- oder Rißverletzungen erhobenen Befunden; beispielsweise lassen sich die rasche und *reichliche Wucherung* von *Granulationsgewebe* und die baldige narbige Ausheilung sowie die *unvollkommene Regeneration des Parenchyms* bestätigen. Dennoch ergeben sich einige Besonderheiten aus der Versuchsanordnung. Das wesentliche Moment besteht darin, daß ein *Bezirk ausgestanzt* wird. Daraus resultieren ein echter Gewebsdefekt, eine stärkere Blutung in das „Vakuum" hinein und eine fehlende Adaptation der Wundränder. Es ist verständlich, daß reichlich, aber gegenüber der Umgebung mit gewisser Verzögerung, Hämosiderin abgelagert wird, was z. B. von THOREL (1907) nach Stichverletzungen mit einer dünnen glühenden Platinnadel nicht beobachtet wurde. Gesichert ist das *aktive Vorwachsen* des Epithelgewebes in das Wundgebiet hinein, und zwar *vor* dem Einsprossen des Granulationsgewebes. Ähnliche Beobachtungen wurden auch schon von PODWYSSOZKI (1888), RIBBERT und PEIPERS (1895) und THOREL (1907) gemacht, von anderen (z. B. WOLFF 1900) bestritten. Die erstgenannten Autoren beobachteten ebenso wie später KETTLER, SIMON und DAVID (1958) *cystenartige Gebilde* im Wundbereich. Mit unseren Befunden läßt sich eindeutig

---

[1] Literatur bei DITSCHERLEIN 1968

die von KETTLER et al. gegebene Erklärung bestätigen, daß diese Cysten von den unterbrochenen Harnkanälchen — offenbar unter dem Druck des nachsickernden Urins — ausgehen; sie stellen in Wirklichkeit das blinde, stark erweiterte Ende der Kanälchen dar. Das erklärt auch, daß im Mark die Neigung zur Cystenbildung ungleich stärker ist als in der Rinde; denn die im Mark einmündenden Sammelrohre führen den Harn aus zahlreichen Nephronen heran. Es ist aber zu betonen, daß alle Kanälchenabschnitte, die Ductus papillares, das Oberflächenepithel der Papille und selbst die parietalen Deckzellen der Bowmanschen Kapsel (vgl. DITSCHERLEIN 1969 a) eine Proliferation zeigen, sofern sie durch die Läsion dazu angeregt werden.

Sehr aufschlußreiche Befunde zur Frage der Regeneration ergeben die autoradiographischen Untersuchungen mit ^{3}H-Thymidin, einem selektiven Vorläufer der DNS. Unsere Ergebnisse können wir nur mit denen bei anderen mit dieser Substanz überprüften Versuchsmodellen [Kompensatorische Hypertrophie nach unilateraler Nephrektomie (BENITEZ u. SHAKA 1964, NOLTENIUS et al. 1965, HÜBNER 1966, 1967, PHILLIPS u. LEONG 1967, MAYFIELD et al. 1967), temporäre Ischämie (HÜBNER 1964, 1967, STÖCKER u. HEINE 1965, STÖCKER 1966, NEAGOY u. CUPPAGE 1967, CUPPAGE et al. 1967), Sublimatvergiftung (NOLTENIUS et al. 1963, 1964, CUPPAGE u. SCARPELLI 1967, CUPPAGE u. TATE 1967, HÜBNER u. KEMPF 1968), Hydronephrose (BENITEZ u. SHAKA 1964) und Nephrohydrose (DITSCHERLEIN u. KRANZ 1968, vgl. S. 38 ff.)] an der Rattenniere vergleichen.

Das festgestellte Verhältnis zwischen ^{3}H-Thymidin- und Mitose-Index (10 : 1) läßt den Schluß zu, daß die Zellvermehrung überwiegend durch mitotische Teilung zustande kommt (Literatur STÖCKER 1966). Die Verschiebung zugunsten des ^{3}H-Thymidin-Index einen Tag nach dem Proliferationsmaximum ist vermutlich auf Ploidisierungsvorgänge zurückzuführen (KRANZ et al. 1968). Das *Proliferationsmaximum* liegt *für Epithelzellen früher als für Interstitiumzellen* (2. bzw. 3. Tag). Dieser Befund scheint unabhängig von der Art des Proliferationsreizes zu sein, da sowohl das frühe Auftreten als auch die Zeitdifferenz bei den anderen Versuchsmodellen ebenfalls beobachtet wurden. Demgegenüber ist die *Höhe des Proliferationsmaximums* sicher *vom Wachstums- bzw. Regenerationsreiz abhängig.* So finden sich unter der Bedingung der völligen Neubildung von Gewebe, also beim mechanischen Trauma ebenso wie bei Sublimatvergiftung weit höhere Gipfel als nach kurzzeitiger temporärer Ischämie und bei kompensatorischer Hypertrophie, Hydronephrose oder Nephrohydrose. Gegenüber allen anderen Versuchsmodellen ist in unserem Fall im Bereich des Pk der Gipfel der mesenchymalen Regeneration deutlich höher als derjenige der epithelialen Zellwucherung. Das entspricht der Erfahrungstatsache, daß allgemein die Wundheilung — besonders die Füllung von Gewebsdefekten — in erster Linie durch Granulationsgewebe vollzogen wird. Bei allen anderen bisherigen Versuchsanordnungen wurde überwiegend das epitheliale Gewebe geschädigt und/oder zur Proliferation angeregt. — Der Abschluß der regenerativen Vorgänge wird bei den verschiedenen Experimenten unterschiedlich angegeben und dürfte wesentlich von der Intensität der Schädigung und/oder der Dauer des Wachstumsreizes abhängen. Daß in unserem Fall nach 3 Wochen die Reparation noch nicht beendet ist, entspricht den bisherigen Kenntnissen vom Ablauf der Wundheilung.

Besonders erwähnenswert ist das häufige Vorkommen von Zellen in der Synthese-Phase oder in Mitose auch in den jüngsten Abschnitten der cystischen Gebilde, die sich im Zentrum des Pk weitab vom sonstigen vitalen Gewebe, also auch entfernt vom Blutkreislauf befinden. Damit ist die Neigung zu Nekrobiose und Nekrose, Zellabstoßung und Phagocytose verständlich (s. unten).

Elektronenoptisch wurden die regeneratorischen Vorgänge am *Tubulusepithel* der Niere bisher nur nach Uranylnitratvergiftung bei Mäusen (PORTE et al. 1963, STOEBNER et al. 1963, KEMPCZINSKI u. CAULFIELD 1966, 1968), nach chronischer Nierenvenendrosselung bei Kaninchen (DAVID u. UERLINGS 1967) und bei Ratten nach Intoxikation mit Sublimat, D,L-Serin, Kaliumdichromat, Serotonin (Hydroxytryptamin) und Glycerin (CUPPAGE u. TATE 1967, 1968, BRADE et al. 1969) untersucht. Dagegen gibt es zahlreiche submikroskopische Studien über die Epithelzellregeneration anderer innerer Organe, besonders der Leber nach partieller Hepatektomie (Literatur bei DAVID 1967). Die an der Epidermis nach Wundsetzung von ODLAND und ROSS (1968) erhobenen Befunde entsprechen in sehr wesentlichen Punkten den unsrigen (Basalmembranbildung, Degeneration, Phagocytose; s. unten). Die von uns gegen Ende der 1. Woche und in der 2. Woche p.p. im Pk beobachteten Epithelzellen tragen die charakteristischen Züge epithelialer R-Zellen: helles Cytoplasma mit gut ausgebildetem Golgifeld, heller homogener Kern mit osmiophilem, gut konturiertem Nucleolus in der Ein- oder Mehrzahl, Polysomenreichtum und Armut an anderen meist kleinen, wenig entwickelten Organellen. Der Reichtum an Polysomen spricht für eine starke Eiweißsynthese, was durch die fluorescenzoptischen Befunde bekräftigt wird (Reichtum an RNS, s. a. REIF u. LANGE 1969). Die in den Gewebsdefekt hineinwachsenden Epithelzellen besitzen anfangs noch keine Basalmembran.

Das ist eine Besonderheit gegenüber den Regenerationen nach anderweitigen Schädigungen. Denn nach Intoxikation und Durchblutungsstörungen der oben genannten Art — ebenso bei vielen anderen lichtmikroskopisch untersuchten Zuständen — bleibt die tubuläre Basalmembran erhalten und kann geradezu als Gleitschiene für die R-Zellen dienen.

Bei unseren Versuchen sieht man vor dem Auftreten der Basalmembran streckenweise Verdichtungen an der Zellmembran innerhalb der Zelle, teils aber auch außerhalb kurze schmale Bänder von der gewohnten Dichte der Basalmembran. Am 3. Tag p.p. ist eine Basalmembran eindeutig nachweisbar. Zu diesem Zeitpunkt ist das Zentrum des Pk mit Sicherheit frei von Elementen des Granulationsgewebes. Der Befund spricht somit eindeutig dafür, daß die *Epithelzellen die epitheliale Basalmembran ohne Mitwirkung des Mesenchyms bilden können.* Diese Meinung ist — entgegen früheren Ansichten (GERSH u. CATCHPOLE 1949, LILLIE 1952 u. a.) — erst in den letzten Jahren laut geworden (PIERCE et al. 1962—1966, HAY und REVEL 1963, PORTER 1966, WARTIOVAARA 1966, ROSS und GRANT 1968, BLÜMCKE et al. 1969); bei einer Reihe solcher Einzelbeobachtungen ist jedoch eine Mitwirkung mesenchymaler Elemente nicht sicher auszuschließen.

Bemerkenswert erscheint uns, daß schon sehr junge Zellen oft sekundäre Lysosomen enthalten, wobei es sich teils um Cytolysomen, teils um Phagosomen handelt, und daß man immer wieder auf stark geschädigte Zellen stößt. Die *Zelldegeneration* erklären wir damit, daß einerseits eine sehr starke epitheliale Regeneration besteht, andererseits der Anschluß an den Blutkreislauf um mehrere Tage nachhinkt; denn durch die biochemischen Studien von REMENSNYDER und MAJNO (1968) ist erwiesen, daß im Zentrum von Wunden der Sauerstoffgehalt bis zur Revascularisierung beträchtlich herabgesetzt ist. Vielleicht ist hiermit zum Teil auch der manchmal erhebliche Glykogengehalt zu erklären (GRAUMANN 1964), wenngleich der Befund in Regenerationszellen geläufig ist (JAKOVLEVA 1953, LOBITZ u. HOLYOKE 1954, GRAUMANN 1964). In den epithelialen R-Zellen haben wir oft eine Vielzahl von Phagosomen gefunden, die von histiocytären Zellen nie erreicht wurde. Das ist zum einen damit zu erklären, daß die Epithelzellen dem Granulationsgewebe vorauseilen und für die sich schnell entwickelnden Cysten gewissermaßen Platz geschafft werden muß, zum anderen beweist diese Beobachtung, daß die epithelialen R-Zellen der Niere *im Bedarfsfall eine sehr starke Phagocytosefähigkeit* besitzen und die Abräumfunktion der histiocytären Elemente übernehmen können. Das phagocytierte Material wird auch von den Epithelzellen abgebaut; offensichtlich stellen im Erythrocytenabbau Siderosomen das nachweisbare Endprodukt dar, was von WESSEL und GEDIGK (1959) in Makrophagen beschrieben wurde. Lichtmikroskopisch wird das durch den histochemischen Eisennachweis in Epithelzellen bekräftigt.

Die Epithelzellen zeigen eine zunehmende Differenzierung. Das zeigt sich elektronenoptisch an der Vermehrung verschiedener Organellen, besonders der Mitochondrien, und an der Ausbildung von Mikrovilli. Während nach akuten toxischen und durchblutungsbedingten Schäden binnen 2 bis 4 Wochen eine vollständige *morphologische Ausdifferenzierung* beschrieben wurde (CUPPAGE u. TATE 1967, 1968, CUPPAGE et al. 1967, KEMPCZINSKI u. CAULFIELD 1966, 1968), wurde ein solcher Befund von DAVID und UERLINGS (1967) nicht nach chronischer Kreislaufstörung (Venendrosselung) und von uns nicht bei den vorliegenden Experimenten beobachtet; für unseren Fall möchten wir das mit der Funktionsänderung erklären, die die fehlende Vereinigung der Kanälchenstümpfe mit sich bringt. Parallel zur morphologischen Ausreifung nehmen die Aktivitäten einiger Enzyme zu, allerdings nicht so eindrucksvoll, wie das von WACHSTEIN (1957), BAINES (1965) sowie CUPPAGE und TATE (1967) nach verschiedenen akuten Intoxikationen berichtet wurde. Das liegt daran, daß dabei im wesentlichen die empfindlichen Rindenabschnitte geschädigt wurden, die normalerweise eine beträchtliche Aktivität vieler Enzyme zeigen. Bei der anderen Lokalisation der von uns gesetzten Läsion (Mark) wurden in erster Linie die Epithelien der Sammelrohre und Henleschen Schleifen zur Regeneration angeregt, in denen die meisten Enzyme im Normalfall nur gering (oder nicht nachweisbar) reagieren. Nach wenigen Wochen entsprechen die enzymhistochemischen Befunde etwa denen in den Sammelrohren und Henleschen Schleifen der Umgebung; eine genauere Aussage ist bei der durchgeführten Schätzungsmethode nicht möglich.

Das Verhalten des *Interstitiums* nach den vielfältigen experimentellen Nierenschädigungen ist in den bisherigen Studien mit modernen morphologischen Methoden weitgehend vernachlässigt worden; Untersuchungen über Granulationsgewebe sind uns nur von anderen Organen her bekannt. Es soll daher nur kurz überprüft werden, ob bzw. welche Unterschiede zwischen der Niere und anderen Organen bestehen.

In den letzten Jahren wurden wiederholt autoradiographische Berichte über die Heilung von Hautwunden (ROSS u. BENDITT 1962, 1965; LINDNER 1962, 1964, BULLOUGH 1966) und über Granulationsgewebe nach anderen Reizen (KRACHT u. GUSEK 1964, LINDNER et al. 1966; SPECTOR 1966; KUNZ u. BRASELMANN 1967) bekannt; hiernach ergibt sich, daß allgemein sehr früh die DNS-Vermehrung beginnt, das Proliferationsmaximum schon nach wenigen Tagen beobachtet wird und die Teilung überwiegend durch Mitose erfolgt. Trotz dieses prinzipiellen Übereinstimmens gibt es aber graduelle und zeitliche Differenzen zwischen verschiedenen mesenchymalen Gewebsarten (BENEKE u. DEUTSCHLE 1966, LINDNER et al. 1966). — Versuche mit mehreren markierten Substanzen zeigen, daß die Mucopolysaccharidsynthese vor der Kollagensynthese beginnt und das Maximum beider etwa am 8. Tag liegt, also einige Tage später als der Gipfel der zellulären Proliferation (KUNZ u. BRASELMANN 1967).

Elektronenmikroskopisch zeigen die verschiedenen Elemente des Granulationsgewebes die typischen Charakteristika, die von der Wundheilung und ähnlichen Prozessen in anderen Körperregionen bekannt sind (vgl. Übersichten bei KETTLER 1967, DAVID 1967, VAN WINKLE 1967 und ROSS 1968 [Literatur!]). Kollagenfasern sind gegen Ende der ersten Woche nach Wundsetzung zunächst elektronenoptisch (DITSCHERLEIN u. MARX 1969), dann auch licht- und fluorescenzmikroskopisch zu beobachten (DITSCHERLEIN 1968, DITSCHERLEIN u. DENA 1969). Feinstrukturell lassen sich verschiedene Phasen der Phagocytose durch Histiocyten erfassen, später tauchen Siderosomen auf, histochemisch ist Eisen nachweisbar. Im Hinblick auf die Fermentaktivitäten in den verschiedenen Zellen des Granulationsgewebes wurden unsere Befunde an anderer Stelle (DITSCHERLEIN 1968, DITSCHERLEIN u. KUNDE 1969) mit den zahlreichen Berichten des Schrifttums verglichen. Hiernach bestehen keine groben Differenzen. Es kommt im Vergleich zu den ruhenden Bindegewebszellen zu einer Aktivitätszunahme, vor allem in den Histiocyten. Das wird als Anpassung an die erhöhten funktionellen Anforderungen angesehen (Arbeitskreise um GEDIGK u. LINDNER). Mit dem Übergang des Granulationsgewebes in eine Narbe nehmen die temporär erhöhten Enzymaktivitäten wieder ab (vgl. Abb. 6). Auch die kräftige Rotfluorescenz der Fibroblasten als Ausdruck der erhöhten Proteinsynthese schwindet wieder, so daß fluorescenzmikroskopisch die Bindegewebszellen der Narbe etwa denen der Umgebung entsprechen. Feinstrukturell sind die normalen Zwischenzellen des Nierenmarkes durch gewisse Charakteristika ausgezeichnet, die mit besonderen funktionellen Aufgaben in Zusammenhang gebracht werden (ABRAHAMS 1964, GLOOR und NEIDITSCH-HALFF 1965, ABRAHAMS und PIRANI 1966, BULGER et al. 1966, BULGER und TRUMP 1966, OSVALDO und LATTA 1966, JOHNSON und DARNTON 1967); beispielsweise wird von GLOOR und NEIDITSCH-HALFF eine Beteiligung am Stoffaustausch für wahrscheinlich gehalten. Obwohl es sicher ist, daß auch von dieser Zellart die bindegewebige Proliferation ausgeht, haben wir nach Abschluß der Wundheilung im entsprechenden Gebiet nie derartige Zellen wieder gefunden. Das ist am ehesten damit zu erklären, daß offenbar keine Notwendigkeit für eine derartige Differenzierung mehr besteht (keine restitutio ad integrum des Parenchyms und der Vasa recta). — Insgesamt gesehen entsteht somit als Endprodukt der mesenchymalen Proliferation eine typische Narbe ohne Besonderheiten.

c) Zusammenfassende Betrachtung

Die Punktion stellt ein mechanisches Trauma für die Niere dar, indem ein Gewebsdefekt und Veränderungen in der unmittelbaren Umgebung erzeugt werden.

In den anfangs blutgefüllten Defekt hinein sprossen schon am ersten Tag *Epithelzellen* der eröffneten Harnkanälchen, besonders der Sammelrohre; dabei ist eine deutliche Verminderung der Regeneration dort zu erkennen, wo lokale Durchblutungsstörungen bestehen. Die Zellproliferation steigt steil bis zum Gipfel am 2. Tag an; anschließend erfolgt ein schroffer, später allmählicher Abfall. Nach 3 Wochen sind die Werte noch deutlich erhöht. Die gewucherten Epithelzellen im Punktionskanal bilden besonders im Nierenmark cystenartige Gebilde, die mit den einmündenden Harnkanälchen aus dem rindenwärts gelegenen Bezirk in Verbindung bleiben. Die regenerierten Epithelzellen zeigen submikroskopisch die bekannten Charakteristika undifferenzierter Zellen mit wenigen Organellen, aber sehr zahlreichen Polysomen, und gut ausgebildetem Nucleolus und Golgifeld (oft in der Mehrzahl). Zusammen mit dem fluorescenz- und lichtoptisch nachweisbaren RNS-Reichtum des Cytoplasmas sprechen diese Befunde für eine intensive Eiweißsynthese, vor allem für den Eigenbedarf der wachsenden und sich differenzierenden Zelle. Mit der Armut an sonstigen Organellen, besonders Mitochondrien, ist die anfangs geringe Reaktion einiger Enzyme in Einklang zu bringen, die zum Teil mit zunehmender morphologischer Differenzierung allmählich stärker wird. Im Verband des regenerierenden Epithels sind submikroskopisch schon frühzeitig degenerative Zellveränderungen nachweisbar, die auf das Mißverhältnis zwischen starker Zellvermehrung und fehlender bzw. mangelhafter Blutzufuhr zurückgeführt werden. Die Erklärung wird darin gesehen, daß anfangs die epitheliale Proliferation in den Gewebsdefekt hinein der mesenchymalen vorauseilt. Entsprechend findet man häufig Cytosegresomen und nekrobiotische Zellen. Viele Zellen enthalten zahlreiche Phagosomen, meist mit Erythrocyten oder Fibrin. Die epithelialen Regenerationszellen bilden schon in den ersten Tagen die Basalmembran, und zwar offenbar ohne Beteiligung mesenchymaler Zellen.

Das *mesenchymale Gewebe* wächst zwar etwas später, aber in breiter Front von allen Seiten in den Pk ein und erreicht das Zentrum etwa nach einer Woche. Das Proliferationsmaximum liegt später (3. Tag) und höher als beim Epithel. Es handelt sich um typisches Granulationsgewebe mit den bekannten feinstrukturellen Charakteristika der verschiedenen Einzelelemente. Die meisten Enzymreaktionen fallen stärker als im ruhenden Bindegewebe aus. Besonders die Fibroblasten sind reich an RNS und besitzen ein stark ausgebildetes granuläres endoplasmatisches Reticulum; als Ergebnisse der intensiven Syntheseleistungen sind 1—2 Wochen nach Punktion reichlich Kollagenfasern und saure Mucopolysaccharide im Interstitium nachweisbar. Nach 6 Wochen liegt eine typische Narbe mit einzelnen großen Epithelcysten vor.

Insgesamt besteht zwar eine starke Proliferation beider Gewebsarten und eine schnelle Wundheilung, die aber infolge fehlender Wiedervereinigung der Kanälchen nicht zur restitutio ad integrum führt. Das ist die wesentliche Voraussetzung für die beiden charakteristischen Folgen, den Nephrohydrose-Bezirk und den „roten Keil".

2. Nephrohydrose (Nh)

a) Ergebnisse

aa) Makroskopische Befunde

Bei weitaus den meisten Kaninchen und bei vielen Ratten wird etwa vom 4. Tag nach Punktion an zwischen Punktionskanal und Nierenoberfläche ein heller schmaler *Nephrohydrose*-Bezirk sichtbar. Zunächst ist dieser Bezirk nur unscharf begrenzt. In der folgenden Zeit hebt er sich immer stärker von der Umgebung ab (Abb. 10), ist transparent und fast farblos und wird meist kapselwärts breiter. Auf der Oberfläche ist er leicht vorgewölbt. Beim Ein-

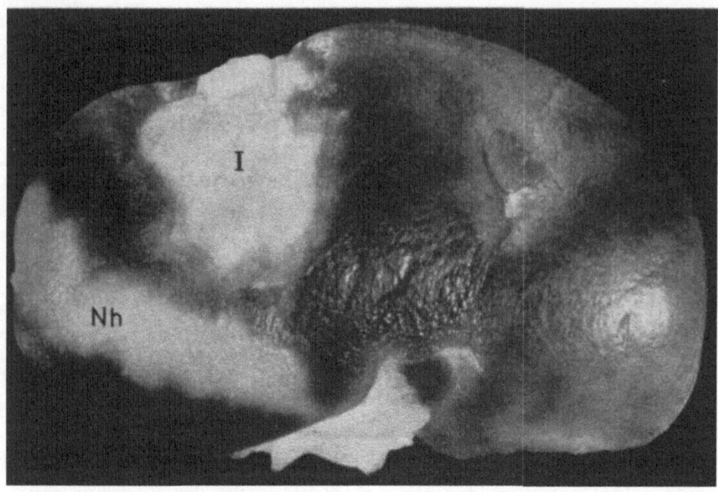

Abb. 10. Kaninchenniere mit Nephrohydrose-Bezirk (Nh) 3 Wochen post punctionem sowie Infarkt (I) 15 Monate p.p.

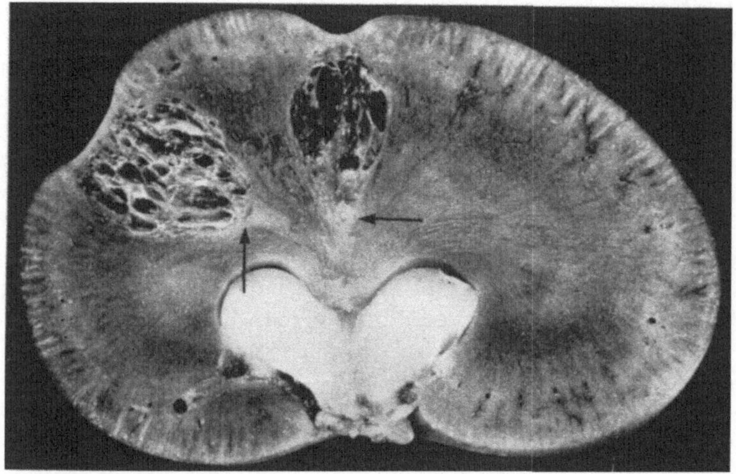

Abb. 11. Kaninchenniere 14 Monate nach 2 Punktionen; Medianschnittfläche. Zwischen jedem Pk (Pfeile) und Rinden-Mark-Grenze cystisch umgewandelter Bezirk, der zur Seite hin ausgebuchtet ist. Oberfläche über beiden Sektoren eingesunken; Rinde ist hier in einen schmalen hellen Saum (Narbe) umgewandelt

schneiden fließt wäßrige Flüssigkeit ab. Nach etwa 2 bis 3 Monaten sinkt die Oberfläche allmählich leicht ein. Soweit der Bezirk in der Rinde liegt, wird die Konsistenz gegenüber dem umgebenden Gewebe langsam vermehrt und nimmt immer mehr die Beschaffenheit einer Narbe mit erheblicher Schrumpfung an, so daß sich eine Verschmälerung und beträchtliche Einziehung der Oberfläche ergibt (Abb. 11). Dagegen ist der Abschnitt zwischen Punktionskanal und Rinden-Mark-Grenze schwammartig (Abb. 11); auf der Schnittfläche sind mit dem unbewaffneten Auge deutlich dünnwandige Cysten zu erkennen, aus denen wäßrige Flüssigkeit abfließt. Nach den Seiten hin ist der Bezirk erheblich ausgebuchtet. Bei schmalen Bezirken sind diese Merkmale allerdings nicht so eindrucksvoll.

bb) Histologische Befunde[1]

Erweiterung der Kanälchenlichtung. Sie ist gelegentlich schon nach 24 Stunden, im übrigen nach 2—3 Tagen eindeutig nachweisbar und nimmt ständig zu. Die Nephrohydrose beginnt in den Kanälchen, die dem Pk benachbart sind, und erfaßt allmählich auch die kapselwärts gelegenen Nephronabschnitte, zuletzt die Tubuli contorti I und Bowmanschen Räume. Der Grad der Erweiterung ist stets im Mark (Abb. 12) stärker als in der Rinde. Die

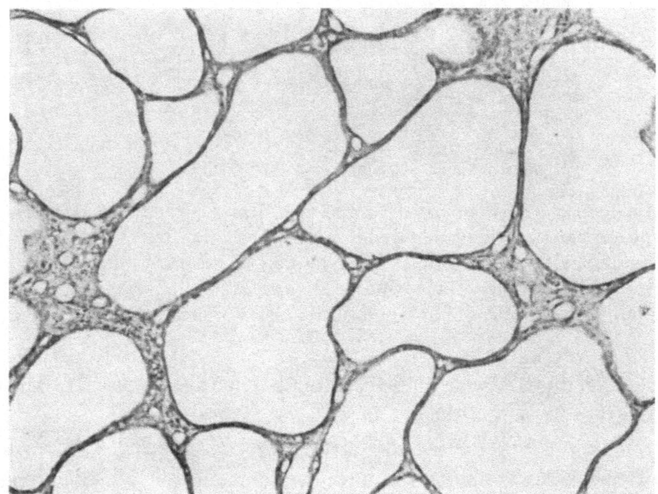

Abb. 12. Ausschnitt aus dem Nh-Bezirk eines Präparates 2 Wochen p.p. (Kaninchen). Im Mark hochgradige Dilatation der meisten Kanälchen (Sammelrohre); dazwischen jedoch nur gering erweiterte Henlesche Schleifen. 100 ×

Nephrohydrose erfolgt somit ascendierend. In der Rinde ist die Erweiterung nach 3—5 Wochen maximal, um dann wieder allmählich zurückzugehen. Nach einem halben Jahr und später ist die größte Zahl der Tubuli zugrunde gegangen, ein Teil ist atrophisch und zeigt ein enges oder kein eindeutiges Lumen (Abb. 13). — Im Gegensatz dazu nimmt die Erweiterung der Sammelrohre im Mark weiter zu und erreicht geradezu riesige Ausmaße, so

---

[1] Ausführlich bei DITSCHERLEIN 1966 und 1968

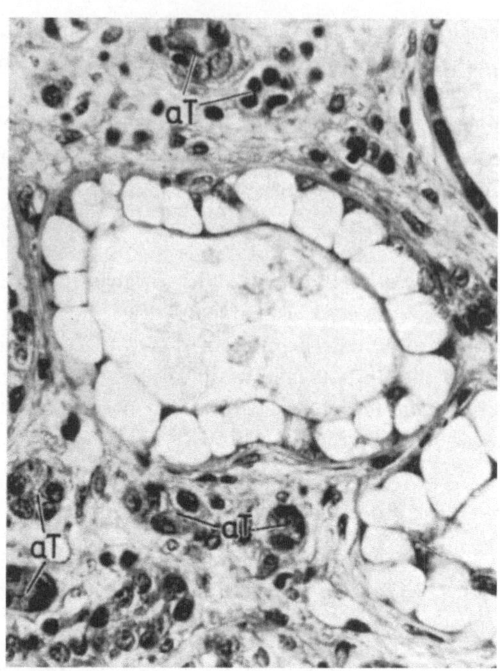

Abb. 13. Nh-Bezirk 6 Wochen p.p. (Kaninchen). Blasig entartete Zellen besitzen nur noch Cytoplasmasaum entlang der Zellgrenzen; Kerne an den Rand gedrängt. Zellleiber sonst optisch leer. Im Lumen ganz dünnes Material (wahrscheinlich eiweißhaltige Flüssigkeit). Rechts oben dilatiertes Kanälchen mit abgeflachtem Epithel. Einige atrophische Tubuli (aT). Interstitium stark verbreitert. Hämalaun-Eosin; 580×

daß die cystenartige Beschaffenheit schon bei makroskopischer Betrachtung ins Auge springt (s. S. 30, Abb. 11).

Verhalten der Epithelzellen der erweiterten Kanälchen. Der apikale Pol der Hauptstückzellen zeigt schon nach wenigen Tagen bläschenartige Vorstülpungen, die sich überhaupt nicht oder nur ganz gering mit Eosin färben. Im übrigen sind die Strukturen der Hauptstücke (z. B. Kerne, basale Streifung) und anderen Kanälchenabschnitte gut erhalten. Mit zunehmender Lumenerweiterung werden aber die Epithelzellen immer flacher (Abb. 12 und 13), die verschiedenen Zelltypen verlieren ihre morphologischen Charakteristika. Schon nach einer Woche kann die Identifizierung verschiedener Kanälchenabschnitte schwer fallen. Nach 3—4 Wochen besitzen fast alle erweiterten Kanälchen eine flache Epithelauskleidung, die Kerne sind längsoval, zum Teil sogar langgestreckt.

Schon mehrere Tage nach dem Eingriff können Tubuli, besonders Hauptstücke, in ihrer ganzen Ausdehnung vacuolige Veränderungen der Zellen zeigen. Oft ist zunächst der Bürstensaum noch erkennbar; auch die Kerne sind unverändert. Die gewundenen Hauptstücke sind am stärksten betroffen. Um diese Zeit kann man aber auch ganz vereinzelt Tubuli finden, von denen sämtliche Zellen das Bild der blasigen Entartung mit Verlust der besonderen Strukturen im Cytoplasma zeigen (Abb. 13). Manche Zellkerne sind chromatinreich; gelegentlich sieht man Karyorrhexis oder Pyknose, selten Karyolyse. Solche Zeichen des Zellunterganges kommen in allen Kanälchenabschnitten vor. Blasig entartete Zellen kann man in der Folgezeit immer beobachten. Die Zahl der solcherart veränderten Tubuli nimmt zu. Am häufigsten kommen diese Befunde in der Rinde, besonders in Hauptstücken, vor. *Weniger* betroffen sind in erster Linie die Sammelrohre und der dünne und dicke Teil der Henleschen Schleife.

Basalmembran der erweiterten Tubuli. Die Dicke nimmt erst nach mehreren Wochen eindeutig zu. Wenn die Lumenerweiterung zurückgeht, beobachtet man meist eine Vervielfachung der Basalmembran, wobei die äußerste Lage — die ursprüngliche Basalmembran — stark verdickt und gefaltet ist. Die anderen Schichten sind meist dünner, vor allem die innerste, der die Epithelzellen anliegen.

Nicht erweiterte Tubuli. Sie sind in der ersten Zeit häufig, werden aber schon nach 2—3 Wochen immer geringer. Die meisten nicht erweiterten Tubuli werden atrophisch (Abb. 13). Die Basalmembran ist meist aufgesplittert und stark gefaltet. Atrophische Tubuli sind um so seltener, je tiefer im Mark der Pk verläuft.

Glomerula. Im Laufe der Wochen entsteht eine geringe Erweiterung der Bowmanschen Räume, die sich ganz allmählich wieder zurückbildet. Es entstehen eine Verdickung der Basalmembran der Bowmanschen Kapsel und eine periglomeruläre Fibrosierung. Das Mesangium wird etwas verbreitert, zarte Kapseladhäsionen kommen vor. Nur manchmal findet sich nach einigen Monaten eine geradezu riesige Erweiterung, die aber in der Regel nur im juxtamedullären Bereich beobachtet wird (Abb. 14a). Nach etwa einem Jahr ist der größere Teil der Glomerula in kleine hyaline Kugeln umgewandelt (Abb. 14b).

Interstitium. Nach einigen Tagen wird eine Verbreiterung deutlich, die bis etwa zur 3. bis 4. Woche zunimmt. Zunächst besteht ein Ödem; von der 2. Woche an kann man einen positiven Ausfall der Alzianblaufärbung und in zunehmendem Maße argyrophile und kollagene Fasern beobachten. Vereinzelt kommen Fibroblasten, Lymphocyten, Plasmazellen und segmentkernige Leukocyten vor. Später nimmt das Interstitium mehr und mehr die Beschaffenheit einer Narbe an. Der Prozeß ist im Mark schon nach einigen Wochen weitgehend abgeschlossen, in der Rinde dagegen noch nicht vor Ablauf eines Jahres; denn hier kommt es — im Gegensatz zum Mark — zu einem völligen Umbau des Gewebes (Abb. 14b).

Gefäße. Mit zunehmender Narbenbildung werden die Arterienwände leicht verdickt. Die Muscularis der Arterien scheint etwas zu hypertrophieren;

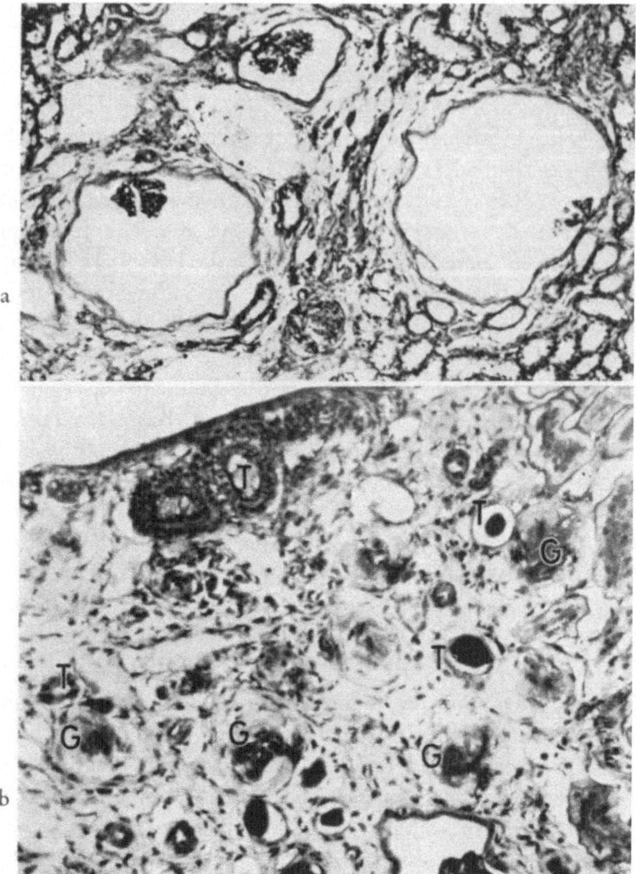

Abb. 14. a) Schmaler Nh-Bezirk 19 Wochen p.p. (Kaninchen). Hochgradig erweiterte Bowmansche Räume im juxtamedullären Gebiet. Hämalaun-Eosin; 100×. b) Rindenteil eines Nh-Bezirkes 14 Monate p.p. (Kaninchen). Alle Glomerula (G) hyalinisiert. Nur noch sehr wenige Tubuli (T), meist mit hyalinen, PAS-positiven Zylindern (schwarz). PAS-Hämalaun; 223× (gleicher Fall wie in Abb. 11)

die Gefäße verlaufen geschlängelt. — Die Blutfüllung der Capillaren scheint im Markbereich gegenüber dem entsprechenden Nachbargewebe leicht vermehrt zu sein, in der Rinde dagegen eher etwas vermindert.

Spätbefunde in Mark und Rinde. Während nach 1—2 Jahren die Kanälchen im *Mark* hochgradig cystisch erweitert und mit Flüssigkeit ausgefüllt sind (Abb. 11), enthält die Rinde höchstens noch vereinzelte, kaum erweiterte Tubuli; die meisten sind untergegangen und die Glomerula hyalinisiert. Es liegt eine erheblich geschrumpfte Narbe vor (Abb. 14 b) (Einzelheiten s. DITSCHERLEIN 1969 b).

cc) *Elektronenmikroskopische Befunde* [1]

Erweiterte Harnkanälchen. In den ersten Tagen lassen die Epithelzellen der erweiterten Kanälchenabschnitte meist ein helles Cytoplasma — oft mit vielen Polysomen — aber zunächst keine Veränderungen der Organellen erkennen; nach mehreren Tagen kann man eine Erweiterung des endoplasmatischen Reticulums (eR), später auch vereinzelt Mitochondrienschwellungen beobachten. Insgesamt besteht jedoch der Eindruck, daß zunächst degenerative Zellveränderungen auch in maximal dilatierten Kanälchen keine Rolle spielen. An den Hauptstücken kommen hydropische Auftreibungen der apikalen Zellpartien mit Abschnürung dieser Teile vor. Von der 2. Woche an sind bereits Veränderungen schweren Grades und ein wechselhaftes Bild zu beobachten. Bei demselben Fall können unterschiedlich lädierte Tubuli neben solchen mit normalen Zellen liegen. Man kann keine festen Beziehungen zwischen dem Grad der Zellveränderungen einerseits und der Zeitdauer der Nh andererseits aufstellen. Der Kern kann verschiedene Veränderungen zeigen, im *Endstadium* (Abb. 15) meist Schrumpfung, Verklumpung des Nucleolus, marginale Kondensation und Verbreiterung des perinucleären Spaltes. Bis auf einen schmalen Saum entlang der Zell- und Kernmembran erscheint das Cytoplasma durchsichtig hell; manchmal sind vereinzelte stark geschwollene Mitochondrien vorhanden, sonst fehlen Organellen (Abb. 15). Meist sind alle Zellen eines getroffenen Tubulus in dieser Weise verändert. — Andererseits kann man wochenlang Tubuli mit intakten Zellen finden; diese sind allerdings mehr oder weniger abgeflacht und haben vielfach die Charakteristika der verschiedenen Tubulusabschnitte verloren. Immer häufiger findet man Lysosomen, Cytosegresomen und Residualkörper. Die Basalmembran wird allmählich dicker (Abb. 15), was meist durch Bildung neuer zarter Lamellen an der Epithelzellbasis zustande kommt.

Atrophische Kanälchen. Vereinzelt kann man schon nach 14 Tagen in den nicht erweiterten Kanälchen vermehrte Osmiophilie der Zellen, Verlust der spezifischen Charakteristika, eingeengtes Lumen und lamelläre Verdickung der gewellten Basalmembran beobachten. Nach einigen Wochen stellen die atrophischen Kanälchen einen schmalen soliden Zellstrang dar, der oft nur aus 1—2 Zellen (im Querschnitt) besteht und von einer enorm verdickten Basalmembran umgeben ist. Die Zellen enthalten meist zahlreiche Residualkörper.

Interstitium. Es zeigt in den ersten Tagen eine leichte, später eine beträchtliche Wassereinlagerung. An den Interstitiumzellen kommen eine blasige Auftreibung der Fortsätze, eine Erweiterung des eR (Abb. 15) und Mitochondrienschwellungen vor. Das erweiterte eR zeigt anfangs einen ganz hellen, nach mehreren Tagen oft einen leicht osmiophilen homogenen Inhalt; dann ist es außen dicht mit Ribosomen besetzt. Auch Polysomen sind häufig.

---

[1] Ausführlich bei DITSCHERLEIN und MARX 1969 b

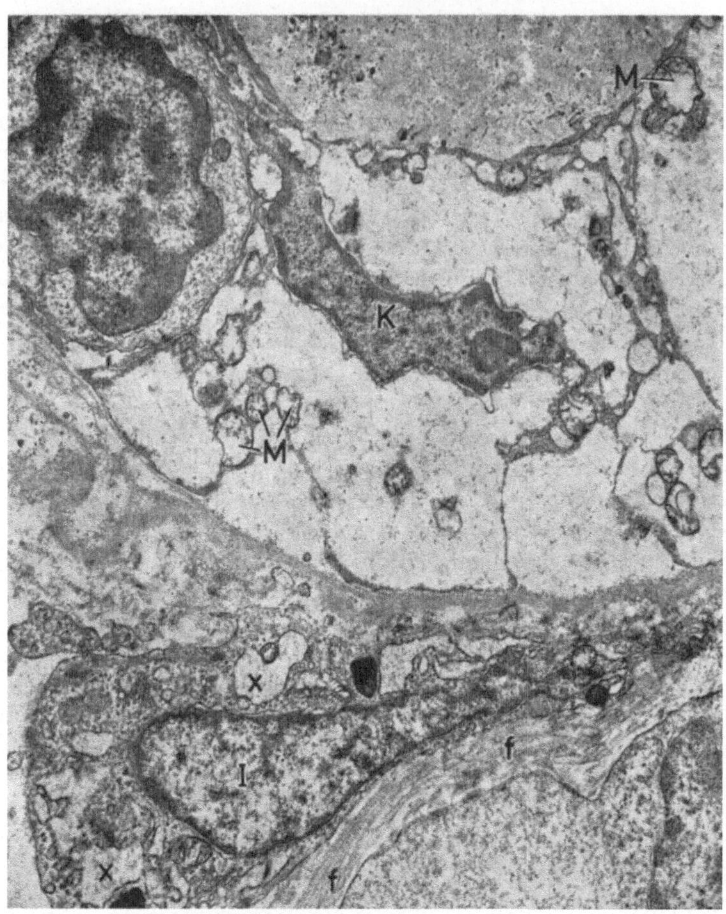

Abb. 15. Nh-Bezirk 5 Wochen p.p. (Kaninchen). Nicht identifizierbarer Tubulusabschnitt. Links oben R-Zelle, im übrigen Zellen (im gesamten Tubulusquerschnitt!)
blasig entartet. Nur einzelne Mitochondrien (M) erkennbar, die geschwollen sind.
Abgeflachter Kern (K) mit marginaler Kondensation des Karyoplasmas und er-
weitertem Kernmembranspalt. Basalmembran (links) gewellt und mehrschichtig. Im
Lumen (oben) dichtes z. T. granuläres Material. Unten Interstitiumzelle (I) mit
weitem eR (x), darunter (bes. rechts) zahlreiche Kollagenfasern (f). 16 000 ×

Gelegentlich kann man in den äußeren Zellpartien Verdichtungen feststellen,
und von der 2. Woche an nimmt die Zahl der Kollagenfasern außerhalb der
Zellen merklich zu (Abb. 15). Noch nach 16 Wochen haben wir solche Zellen
gesehen.

    Gefäßsystem. Die Endothelzellen der Capillaren enthalten oft zahlreiche
Vesikel. Die Mesangiummatrix und die Basalmembrandicke der Glomerula
nehmen erst nach Monaten zu. Arteriolen und Venolen sind unauffällig.

dd) Enzymhistochemische Befunde [1]

Zur richtigen Beurteilung sind einige wichtige Tatsachen zu beachten, auf die andernorts näher eingegangen wurde (DITSCHERLEIN 1968):

1. Die Enzymaktivitäten sind in den einzelnen Kanälchenabschnitten normalerweise sehr unterschiedlich.

2. Mit zunehmender Erweiterung und Abflachung des Epithels gehen die Zellcharakteristika verloren (Erschwerung der Identifizierung).

3. Daß die Nephrohydrose aufsteigend erfolgt, erleichtert die Identifizierung der Kanälchenabschnitte in der ersten Zeit, zumindest per exclusionem.

4. Die graduelle Bewertung der Aktivität der Henleschen Schleifen ist schwierig, auch besteht Verwechslungsmöglichkeit mit den Vasa recta.

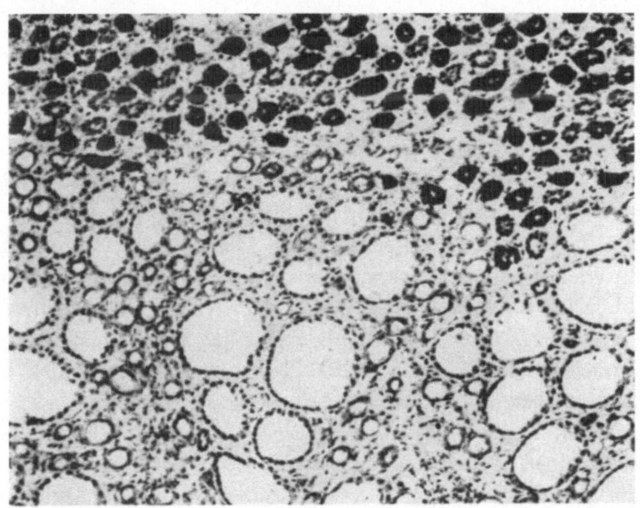

Abb. 16. Nh-Bezirk (Mark) 15 Tage p.p. (Kaninchen). Succinodehydrogenase. Oben normales Gewebe, unten Nh-Bezirk ohne Reaktion (Kerne durch Kernechtrot dargestellt). 108×

Harnkanälchen. Für alle überprüften Enzyme gilt, daß ihre Reaktionsstärke im Laufe der Zeit ständig abnimmt, bis nach 4—8 Wochen kein positiver Nachweis mehr gelingt. Die Geschwindigkeit dieser Abnahme ist von Ferment zu Ferment und von einem zum anderen Kanälchenabschnitt etwas unterschiedlich. Die Aktivitätsverminderung einiger Phosphatasen beginnt schon nach 2—4 Tagen deutlich zu werden, die der Oxydoreductasen (Abb. 16) wenige Tage später. Im allgemeinen geht der Aktivitätsschwund in den nicht erweiterten, atrophisch werdenden Kanälchen langsamer vor sich als in

---

[1] Ausführlich bei KUNDE und DITSCHERLEIN 1967 sowie DITSCHERLEIN 1968

den nephrohydrotischen. Meist sind nach 4—8 Wochen keine Aktivitäten mehr nachweisbar.

Glomerula und Gefäße. Diejenigen Enzyme, die normalerweise in Glomerulumzellen bzw. in Gefäßwänden eine positive Reaktion zeigen, sind im Nh-Gebiet während des gesamten Beobachtungszeitraumes (bis ¹/₄ Jahr p.p.) in voller Stärke positiv.

Interstitiumzellen. Die Intensität histochemischer Reaktionen ist in den einzelnen Zellen unterschiedlich, nimmt im ganzen aber allmählich ab, ohne daß es zum völligen Schwund kommt. Eindeutige Unterschiede im Verhalten der verschiedenen Enzyme bestehen nicht.

ee) Fluorescenzmikroskopische Befunde

Die *erweiterten Kanälchen* lassen eine zunehmende Rotfluorescenz des Cytoplasmas erkennen, die vor allem während der 2. Woche ausgeprägt ist. Vom Ende der 3. bis zur 6. Woche ist ein Nachlassen der Leuchtkraft und eine Rückverschiebung des Farbtones zum Kurzwelligen hin festzustellen. In den erweiterten Kanälchen sieht man vor allem anfangs Mitosen, zu den verschiedenen Zeiten auch Pyknosen, die beide durch die intensive gelbe Fluorescenz ins Auge springen (vgl. S. 20). In den ersten Tagen kommen vereinzelt in direkter Nachbarschaft des Pk grün fluorescierende Einzelzellnekrosen im Zellverband oder Lumen vor. Die vacuoligen Veränderungen der Epithelzellen sind deutlicher zu erkennen als im Lichtmikroskop (Cytoplasmasaum grün bis orange). Die *nicht erweiterten Tubuli* zeigen in den ersten 2—3 Wochen keine Unterschiede gegenüber den normalen Kanälchen; später fluoresciert das Cytoplasma der kleiner werdenden Zellen nur noch sehr schwach grünlich.

In den ersten Tagen lassen *Bindegewebszellen* nur in direkter Nachbarschaft des Pk einen großen rot fluorescierenden Cytoplasmaleib erkennen. Vom Ende der 1. Woche an findet man überall im Nh-Bezirk im verbreiterten Interstitium neben normalen Bindegewebszellen kräftig rot leuchtende Zellen. Gleichzeitig treten in zunehmendem Maße dunkelgrün fluorescierende Kollagenfasern auf. Die roten Interstitiumzellen verschwinden allmählich wieder. Die zeitweise feststellbare Rotfluorescenz des Cytoplasmas der Epithel- und Bindegewebszellen ist nach vorheriger Behandlung der Gewebsschnitte mit Ribonuclease *nicht* nachweisbar.

ff) Histoautoradiographische Befunde (Ratte)[1]

Im Histoautoradiogramm der Rattenniere ist nur in den ersten 2—3 Tagen post punctionem eine Differenzierung der verschiedenen anatomischen Abschnitte der nephrohydrotisch erweiterten Kanälchen möglich. Dabei zeigt

---

[1] Ausführliche Darstellung bei DITSCHERLEIN und KRANZ 1969; dort auch Angabe aller Indices

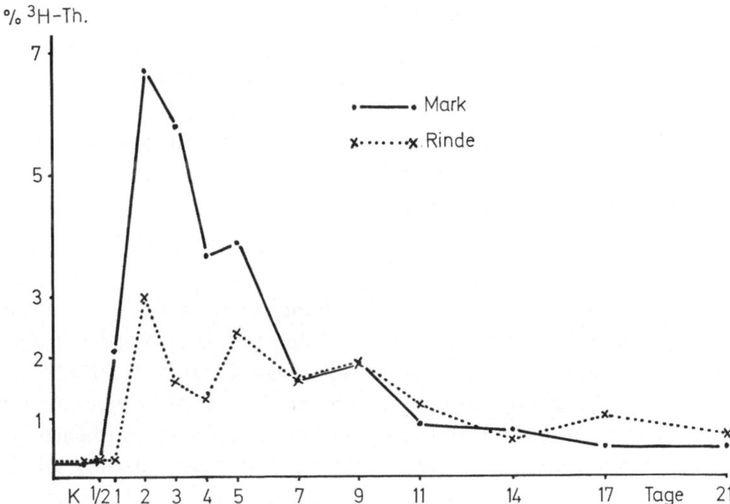

Abb. 17. Histoautoradiographie, Nh-Bezirk (Ratte). ³H-Thymidin-Index der erweiterten Tubuli getrennt nach Mark und Rinde. Beträchtlicher Unterschied in der Höhe des jeweiligen Maximums. K = Werte der Kontrolltiere

sich, daß *in allen Tubulusabschnitten und in den Sammelrohren sowohl Markierungen als auch Mitosen* vermehrt vorkommen, am stärksten allerdings in den Sammelrohren. Da sich unsere Untersuchungen auf die ersten 3 Wochen post punctionem ausdehnen, wird bei der Auszählung generell auf eine Differenzierung der verschiedenen Epithelzellen verzichtet. Eine Abtrennung der Interstitiumzellen ist dagegen in der Regel ohne Schwierigkeit möglich; demgegenüber können die Interstitiumzellen mit Zellen der Capillarwand verwechselt werden, besonders in der Rinde. Bei der Auszählung unterscheiden wir daher nur zwischen Epithelzellen und Bindegewebszellen und trennen topographisch in Mark und Rinde (Stratum labyrinthicum). — Die Auswertung hat folgende Resultate ergeben:

1. Bei jedem der getrennt bewerteten Gewebsanteile (Kanälchen der Rinde, Mesenchym der Rinde, Kanälchen des Markes, Mesenchym des Markes) verläuft die Kurve des ³H-Thymidin-Index parallel zu der des Mitose-Index (vgl. DITSCHERLEIN u. KRANZ 1969: Abb. 3 a — d).

2. Die Werte des ³H-Thymidin-Index betragen etwa das 10fache des jeweiligen Mitose-Index.

3. Die Epithelzellen zeigen einen steilen Kurvenanstieg mit Proliferationsmaximum am 2. Tag post punctionem (Abb. 17).

4. Bei den Bindegewebszellen erfolgt der Anstieg der Kurven etwas langsamer; das Maximum liegt am 3. Tag.

5. Im Nierenmark setzt die Proliferation eher ein als in der Rinde; der Gipfel liegt für beide Gewebsteile höher als bei den entsprechenden in der

Rinde. Obwohl für die Epithelzellen eine beträchtliche Differenz in der Höhe des Gipfels besteht, sind bereits ab 7. Tag post punctionem die Werte in beiden topographischen Bezirken etwa gleich groß (Abb. 17).

6. Nach 3 Wochen ist der Prozeß noch nicht abgeschlossen. Die Werte der Epithelzellen liegen etwa doppelt so hoch wie bei den Kontrolltieren, die Werte der Bindegewebszellen sogar drei- bis viermal so hoch (vgl. DITSCHER-LEIN u. KRANZ 1969: Tabelle 1 u. 2).

b) Diskussion

Wie im Abschnitt über den Punktionskanal näher ausgeführt ist, kommt es nach der Unterbrechung der Harnkanälchen nicht zur Wiedervereinigung der Stümpfe, sondern zu ihrem Verschluß. Das Trauma der Punktion hat eine rein örtliche Wirkung, so daß das übrige Gewebe nicht geschädigt wird. Demzufolge wird in den proximalen Abschnitten der unterbrochenen Kanälchen weiter Harn produziert, der infolge der Abflußbehinderung allmählich gestaut wird. Es entwickelt sich somit eine durch Obstruktion bedingte, also *mechanische* Nephrohydrose.

Eine Nephrohydrose nach Nierenverletzungen wurde schon von WILBOLZ (1906), THOREL (1907), TSCHAIKA (1915), AWATAGUTI (1939), KETTLER et al. (1958), LUCKE et al. (1968) beobachtet, aber systematisch lediglich von KETTLER, SIMON und DAVID im Hinblick auf die histologischen und fermenthistochemischen Befunde studiert. Demgegenüber gehört die *Hydronephrose* schon seit Ende des vorigen Jahrhunderts zu den experimentell am häufigsten studierten Nierenveränderungen, die auch mit den verschiedenen modernen Methoden schon wiederholt untersucht wurde. Das liegt wohl am ehesten daran, daß ein Harnstau durch Obstruktion in den Harnwegen leicht und auf verschiedene Art hervorgerufen werden kann (Übersicht: GREENBERG 1963), während die Erzeugung einer isolierten Nephrohydrose durch intrarenalen Stopp nach KETTLER et al. (1958) stets als schwierig galt; deshalb wählten diese Autoren als Versuchsmodell die tangentiale Decortikation der Niere, wodurch ein Teil der Nephrone im Bereich der Schaltstücke scharf durchtrennt wurde.

Unseren Versuchen liegt prinzipiell die gleiche Methode zugrunde, doch wird die Läsion im Markbereich gesetzt, so daß Henlesche Schleifen und Sammelrohre unterbrochen werden; demzufolge werden in einem geschlossenen Bezirk *alle* Nephrone gestaut (ähnlicher Effekt durch Papillenamputation; vgl. LUCKE et al. 1968). Ein erheblicher Vorteil besteht darin, daß beim Kaninchen die Nierenpunktion ohne Schwierigkeit percutan durchgeführt werden kann, so daß eine *Nephrohydrose sogar technisch einfacher als eine Hydronephrose* erzeugt werden kann. Wir meinen somit, ein sehr gutes Versuchsmodell der mechanischen Nephrohydrose gefunden zu haben, die häufig bei Nierenerkrankungen als Teilerscheinung beobachtet wird (chronische Pyelo- und Glomerulonephritis, Amyloidnephrose, Plasmocytom- und Chromoproteidniere u. a.). Sie stellt dann aber einen Befund neben

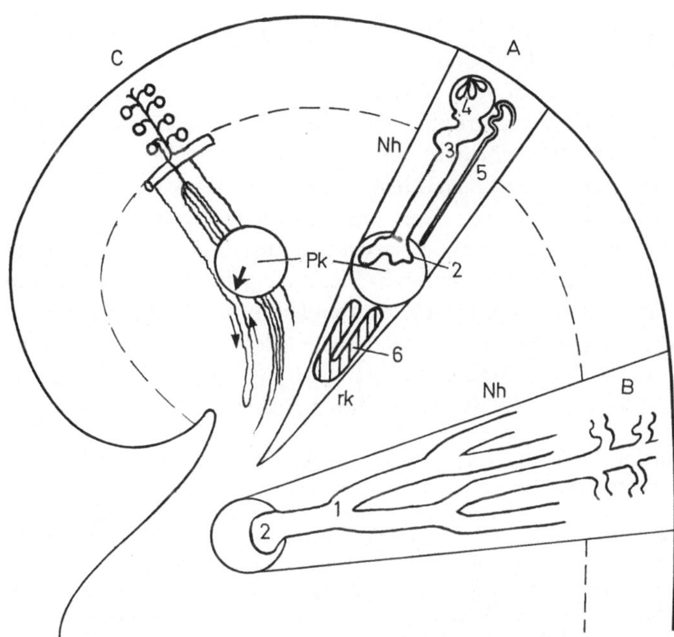

Abb. 18. Schema einer Kaninchenniere (obere Hälfte) im Längsschnitt. Darstellung
der Unterbrechung eines Nephrons (Sektor A) und eines Sammelrohres (Sektor B)
durch Punktion. Pk=Punktionskanal, Nh=Nephrohydrose-Bezirk, rK=roter Keil.
Sektoren A und B: Darstellung der Kanälchen; 1 erweitertes Sammelrohr, 2 blinde
cystenartige Aussackung im Pk-Bereich, 3 proximaler erweiterter Nephronabschnitt,
4 erweiterter Bowmanscher Raum, 5 funktionsloser atrophischer distaler Nephronabschnitt, 6 erweiterte Henlesche Schleife mit Blutbestandteilen im Lumen.
Sektor C: Arterielle Gefäßversorgung von Mark und Rinde. Durch Unterbrechung
im Markbereich bleibt die Gefäßversorgung zwischen Pk und Nierenoberfläche
(Nh-Bezirk) primär unbeeinflußt; dagegen entstehen Durchblutungsstörungen zur
Papillenspitze hin. Dünne Pfeile kennzeichnen Blutstromrichtung, dicker Pfeil weist
auf Unterbrechung eines venösen Schenkels als Stauungsursache hin (vgl. Abschnitt
„Roter Keil")

anderen dar, weshalb unklar bleiben muß, worauf manche Veränderungen
(z. B. solche degenerativer Natur) zurückzuführen sind. Daher bot sich das
systematische Studium der „reinen" mechanischen Nephrohydrose an.

Abb. 18 zeigt die beiden möglichen Orte der Kanälchendurch-
trennung im Markbereich: A. Bei Unterbrechung einer Henleschen Schleife
wird nur der glomerulumwärts gelegene Teil erweitert (Sektor A, 3 u. 4).
Gleichzeitig wird der distale Abschnitt funktionslos und atrophisch (Sektor
A, 5). B. Beim Stopp in einem Sammelrohr (Sektor B) wird stets eine ganze
Anzahl von Kanälchenuntereinheiten (Sammelrohre und/oder Nephrone)
betroffen und der Harnstau setzt sich erst spät bis in die proximalen

Nephronabschnitte fort. — Fast in jedem Nh-Bezirk kommen beide Möglichkeiten vor, so daß besonders in der ersten Zeit die Lumenweite unterschiedlich ist. Grundsätzlich ist eine *langsame Entwicklung* der Nephrohydrose wie auch der Atrophie der nicht dilatierten Tubuli festzustellen (KETTLER et al, 1958, DITSCHERLEIN 1966 a).

Die Erweiterung der Kanälchen beginnt im Mark in der Nähe des Pk und ist auch eine zeitlang hier am stärksten ausgeprägt. Nach einigen Wochen kommt es zu einem gewissen Ausgleich, d. h. die Erweiterung ist überall sehr stark. Nach mehreren Monaten geht die Rindensubstanz zugrunde und wird zu einer Narbe, während sich die Markkanälchen in riesige Cysten umwandeln (Abb. 11). Es besteht also ein deutlicher Unterschied zwischen Mark und Rinde. In den Anfangsphasen liegt lediglich eine graduelle Differenz durch den allmählich erfolgenden Aufstau vor.

Vermutlich werden die entsprechenden Nephronabschnitte der Harnansammlung mit Hilfe maximaler Resorptionsleistung begegnen. Wenn das Kanälchensystem bis in den proximalen Tubulusabschnitt hinauf erheblich erweitert ist, kann vielleicht ein gewisser Druckausgleich erfolgen, was aber ebenso wie etwaige Konzentrationsänderungen nur von physiologischer Seite nachgewiesen werden kann. Vermutlich führen chronische funktionelle Mehrbelastung der Tubuli, Ansammlung harnpflichtiger Substanzen und Druckzunahme schließlich zur Erschöpfung und Schädigung der empfindlichen Tubulusepithelien, also besonders der Hauptstücke, was ihren Untergang und sekundär die Glomerulumverödung zur Folge hat. Ein weiterer Gesichtspunkt wäre eine Drosselung der Glomerulumdurchblutung (s. S. 43). Die Epithelien der Sammelrohre — und wahrscheinlich noch mehr die undifferenzierten Cystenepithelien — sind relativ unempfindlich, so daß es nicht zu ihrem Untergang kommt. Die Kompliziertheit der Harnbereitung im gesunden und kranken Organ und die Mitwirkung vieler Faktoren machen u. E. wahrscheinlich, daß noch weitere Momente für die Entwicklung des morphologischen Erscheinungsbildes mitverantwortlich sind. Eine weitere Diskussion ohne diffizile pathophysiologische und chemische Untersuchungen erscheint uns aber rein spekulativ [1].

Die Veränderungen an den Epithelien der Kanälchen sind zunächst gering und mit Sicherheit reversibel. Licht- und elektronenmikroskopisch stellen sich die Zeichen einer hydropischen Umwandlung ein, die schließlich zum völligen Zell- und Tubulusuntergang führt, besonders häufig an den Hauptstücken. Andererseits können die abgeflachten Zellen lange erhalten bleiben, zeigen aber feinstrukturell allmählich eine Entdifferenzierung. Parallel hierzu nimmt die Aktivität der Enzyme ab (Abb. 6). Die relativ schnell nachlassende Reaktion der alkalischen Phosphatase und der ATPase in den Hauptstücken ist wahrscheinlich mit den hydropischen Auftreibungen der apikalen Teile und dem Verlust der Mikrovilli in den entsprechenden Bereichen in Verbindung zu bringen. Daneben kommen ribosomenreiche, offenbar junge Zellen vor, bei denen ebenfalls allgemein eine verminderte

---

[1] Wertvolle physiologische Hinweise verdanke ich Herrn Dr. M. WIEDERHOLT, Berlin

Enzymaktivität bekannt ist. Das letztere gilt auch für die Epithelien der atrophischen Kanälchen mit engem Lumen, welche die distal einer Unterbrechung gelegenen Tubulusabschnitte darstellen (vgl. Abb. 18, Sektor A, 5); feinstrukturell zeigen sie die von atrophischen Tubuli geläufigen Merkmale.

Da im Rahmen der tubulären Reabsorption und Sekretion der Stofftransport von Tubuluslumen bis Capillarlumen bzw. umgekehrt reicht, ist es nicht verwunderlich, daß sich auch im Interstitium Veränderungen bemerkbar machen. Sie treten in der ersten Zeit als interstitielles Ödem sowie als hydropische Zellveränderungen auf, die jedoch nie so hochgradig sind wie in Tubulusepithelien. Andererseits haben oft die Zellen gut ausgebildete Golgi-Felder und Zisternen des granulären eR mit leicht osmiophilem Inhalt, was auf stärkere Syntheseleistungen schließen läßt. Das wird bestätigt durch den positiven Ausfall der Alzianblaufärbung im Interstitium und die ständige Zunahme der kollagenen Fasern. Wir meinen, daß das im Vergleich zum Normalen besonders in der Rinde stark verbreiterte Interstitium die Sauerstoff- und Substratversorgung der Epithelien erschwert; weiterhin wird möglicherweise auch die Blutzirkulation in den intertubulären Capillaren durch die Interstitiumverbreiterung und gleichzeitige Kanälchenerweiterung behindert. Wahrscheinlich haben diese Momente auch eine zusätzliche Bedeutung für den Untergang der empfindlichen Tubuli in der Rinde, besonders der Hauptstücke (s. oben).

Den auffallenden Befund von hochgradig erweiterten Bowmanschen Räumen nach einigen Monaten nur im juxtaglomerulären Bereich erklären wir damit, daß die entsprechenden Nephrone bereits im absteigenden Schenkel der Henleschen Schleife durchtrennt sind. Wenngleich über die Macula densa noch nichts Genaueres bekannt ist, läßt die besondere topographische Lage doch auf eine regulatorische Funktion auf die Glomerulumdurchblutung (und Filtration) schließen. Im vorliegenden Fall der Funktionslosigkeit der distalen Tubulusabschnitte dürfte eine Fehlinformation anzunehmen sein. Wenn dagegen die Läsion erst im Sammelrohr liegt, zeigt auch der distale Nephronteil eine starke Erweiterung infolge des Harnstaus; der postulierte adäquate Reiz (intratubulärer Druck?) läßt an eine drosselnde Wirkung auf die Glomerulumdurchblutung denken, die eine Einschränkung bzw. auf die Dauer ein Versiegen der Filtration bewirken könnte. Möglicherweise spielt ein solcher Vorgang mit eine entscheidende Rolle für den Endausgang der Umbauprozesse in der Rinde mit Glomerulumverödung (s. S. 34).

Im Schrifttum existieren kaum Angaben über Nephrohydrose. Ein Vergleich mit den Befunden von KETTLER et al. (1958) zeigt eine langsamere Entwicklung der Kanälchenerweiterung bei unserer Versuchsanordnung, was wahrscheinlich darauf zurückzuführen ist, daß wir die Verletzung weiter distal setzten (Sammelrohre, Henlesche Schleifen). Im übrigen liegt weitgehende Übereinstimmung, auch bezüglich der enzymhistochemischen Befunde vor. Die Gabe von Chinolin- und Chinaldinderivaten soll durch nephrotoxische Wirkung eine Nephrohydrose hervorrufen, die aber eine sehr unregelmäßige Minderung der Enzymaktivität zeigt (MEIER-RUGE 1963, 1964); die bei diesen Versuchen elektronenmikroskopisch festgestellten hydropischen Veränderungen liegen vorzugsweise im Bereich der distalen Tubulusabschnitte und der Henleschen Schleife und werden als Folge der Intoxikation angesehen (HODEL et al. 1965). Die fluorescenzmikroskopischen Befunde der Nh nach Chinolingabe (SAJKIEWICZ, unveröffentlicht) entsprechen weitgehend denen nach Nierenpunktion. (Diskussion über Vergleiche mit Hydronephrose s. bei DITSCHERLEIN 1968).

Kürzlich erzeugten LUCKE et al. (1968) durch Papillenamputation ähnliche Befunde (Fig. 1, 2, 4) wie wir, legten aber nur Wert auf den Endzustand des Entwicklungsprozesses in der Rinde, der allein keineswegs spezifisch ist; bei ihrem Schluß auf einen entsprechenden Ablauf bei der sog. Phenacetinniere übersehen sie, daß die Entwicklung über eine beträchtliche Nephrohydrose geht, die in Wirklichkeit die charakteristische Folge des durchgeführten Eingriffes ist. Der etwas schnellere Verlauf des Prozesses in der Rinde ist vermutlich auf eine stärkere Blutzirkulationsstörung bereits im Stadium des Ödems zurückzuführen, da die ganze Niere hiervon und von der Tubulusdilatation betroffen ist (stärkere Wirkung des erhöhten Druckes wegen geringer Nachgiebigkeit der Capsula fibrosa).

Der interessante Spätbefund läßt einige kurze Bemerkungen zum Thema „erworbene Cysten" angebracht erscheinen. Obwohl die Mehrzahl der Nierencysten und Cystennieren sicher angeboren ist, sind sog. Retentionscysten bei verschiedenen Nierenerkrankungen bekannt, z. B. bei Glomerulonephritis, Pyelonephritis, chronischer interstitieller Nephritis, Hydronephrose, seniler Randatrophie (vgl. STAEMMLER 1957, GLOOR 1961, ZOLLINGER 1966, ADLER u. ZOLLINGER 1967). Sie liegen meist in der Rinde; beim Vorkommen im Mark (Hydronephrose, chronische interstitielle Nephritis) handelt es sich oft nur um das cystoid erweiterte Ende von Kanälchen mit Obstruktion (GLOOR 1961) analog unserem Befund im Bereiche des Punktionskanals nach einigen Wochen (s. Abb. 1 u. 3). Bemerkenswert bei unseren Versuchen ist, daß eine echte Cystenbildung besteht, und zwar — abgesehen von einigen juxtamedullären Glomerulumretentionscysten — im Mark, während die Kanälchen der Rinde zugrunde gegangen sind. Damit wird erneut nachgewiesen, daß erworbene Cysten erheblichen Ausmaßes durch einfache Obstruktion entstehen können. Unsere entsprechenden Kaninchen waren zum Zeitpunkt des Eingriffs bereits mehrere Wochen alt, bis zur Entwicklung dieser echten Cysten (vgl. Abb. 11) verging über ein Jahr; somit waren auch keine anderweitigen Entwicklungsstörungen zu erwarten, wie sie von ADLER und ZOLLINGER (1967) bei Kaninchen mit frühinfantiler Pyelonephritis beobachtet wurden.

c) Zusammenfassende Betrachtung

Nach Nierenpunktion entsteht zwischen Punktionskanal und Nierenoberfläche eine typische Nephrohydrose, vor allem bei Verlauf des Pk durch Markgewebe. Die Nh kommt durch die Gewebsentnahme und die nachfolgenden Heilungsvorgänge im Pk zustande, da keine Wiedervereinigung der Kanälchenstümpfe erfolgt. Die Nh ist somit *mechanisch* bedingt. Es entwickelt sich ein *Harnstau*, der im Mark beginnt und hier auch meist am stärksten ausgeprägt ist. Auch die Proliferation der Epithelien ist im Mark kräftiger als in der Rinde; die Epithelzellen sind oft reich an Polysomen und RNS. In langsam zunehmendem Maße werden hydropische Veränderungen bis zum völligen Zelluntergang beobachtet. Parallel mit den histologischen und elektronenoptischen Veränderungen kommt es zum allmählichen Aktivitätsschwund der Enzyme. — Durch Unterbrechung der Nephrone wird der distale Abschnitt des Tubulus inaktivitätsatrophisch. Die feinstrukturellen Veränderungen und der Aktivitätsverlust der Enzyme gehen an diesen Zellen langsamer vor sich als an den erweiterten Tubuli, da lediglich die Funktionslosigkeit für die Veränderungen verantwortlich ist. — Im *Interstitium* entsteht zunächst eine Flüssigkeitszunahme. Die *Zellen* lassen schon bald Zeichen vermehrter Syntheseleistungen erkennen; Grundsubstanz und vor allem Kollagenfasern nehmen erheblich zu. — Die Spätbefunde bestehen in völliger Vernarbung der Rinde und cystischer Umwandlung der Markkanälchen.

3. Roter Keil (rK)

a) Ergebnisse

aa) Makroskopische Befunde

Die charakteristische Folgeerscheinung im Mark ist ein schmaler *roter keilförmiger Bezirk*, der unmittelbar am Punktionskanal beginnt; er verläuft zur Papille hin sich ständig verjüngend, ohne daß er die Papillenspitze erreicht (Abb. 19 a). Dieser Bezirk ist in den ersten Wochen kräftig rot gefärbt, später wird er allmählich rötlich-grau und ist nicht mehr so ausgedehnt. Er ist meist auch noch nach den längsten Beobachtungsintervallen zu erkennen.

bb) Histologische Befunde

Die nach einem Eingriff rings um den Pk auftretenden Veränderungen beschränken sich auf einen schmalen Saum (s. S. 15). Lediglich in der Richtung zur Papillenspitze sind entsprechende Befunde in einem größeren Bezirk nachweisbar, der zunächst an Ausdehnung zunimmt, bis er nach etwa 90 Minuten seine volle Größe erreicht. Am Pk-Rand hat er etwa die Breite

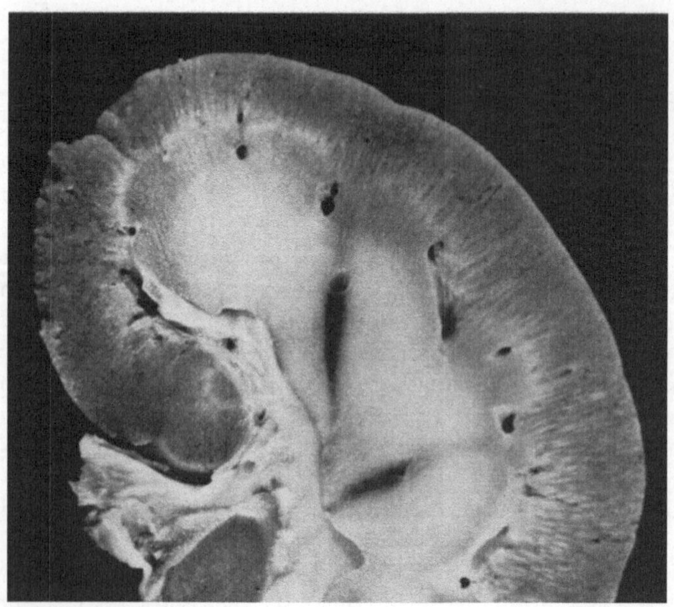

Abb. 19a. Teil einer Hundeniere im Längsschnitt, 26 Tage nach 2 Punktionen. Beide Punktionskanäle (im Querschnitt getroffen) durch Cysten gekennzeichnet. Von hier aus zur Papillenspitze verläuft keilförmiger dunkler (roter) Bezirk

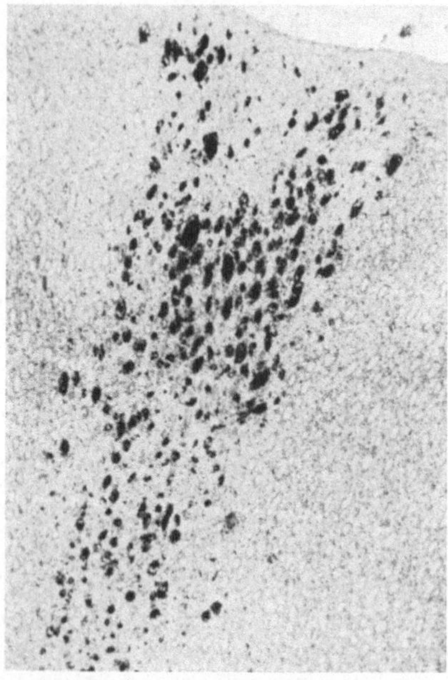

Abb. 19b. Roter Keil desselben Tieres histologisch. Massenhaft Erythrocyten in Kanälchen und dilatierten Kapillaren. Oben angeschnittene Cyste im Pk. Lepehne;
30×

des Gewebsdefektes, während seine Längsausdehnung das Mehrfache beträgt; die Längsachse des Bezirkes entspricht dem Kanälchen- und Gefäßverlauf im Nierenmark (Abb. 19 b).

Die eröffneten Kanälchen sind ausgefüllt mit Erythrocyten, Zelltrümmern und schwach anfärbbarer Flüssigkeit. Es besteht in demselben Bezirk eine maximale Dilatation der Capillaren, die prall mit Blutkörperchen gefüllt sind (Abb. 19 b). Besonders in Pk-Nähe kommen Hämorrhagien vor. Nach 8 bis 24 Stunden treten vielerorts Einzelzellnekrosen in Erscheinung, die vor allem Kanälchenepithelien, in der Nähe des Pk auch Bindegewebszellen betreffen. Gelegentlich wird ein kleiner Nekrose-Bezirk beobachtet, der sich vom Rand des Pk aus in den rK hinein erstreckt; solche Nekrosen treten in den nächsten Tagen deutlicher in Erscheinung (Abb. 20 a). Im Interstitium findet man hier und da segmentkernige Leukocyten. In den *Sammelrohren* dominieren nach 24 Stunden nicht mehr Erythrocyten; man findet abgestoßene nekrotische Zellen neben amorphem, eosinophilem Material und Erythrocytenschatten. Der Lumeninhalt ist oft zu Zylindern zusammengesintert oder besteht aus dünner Flüssigkeit. In vielen erweiterten *Henleschen Schleifen* sind aber meist weiterhin reichlich Erythrocyten vorhanden; solche Überleitungsstücke sind oft nur schwer von den ebenfalls dilatierten Capillaren zu unterscheiden. 2 bis 3 Tage post punctionem blassen die ausgetretenen Erythrocyten langsam ab; das zu Zylindern verbackene Material und der homogene Kanälcheninhalt werden lepehnepositiv (Hämoglobinzylinder). Vom 2. Tag an sind regeneratorische Vorgänge im Epithel- und Bindegewebe nachweisbar (s. S. 53). Die Bindegewebsmobilisierung und Epithelzelldegenerationen sind besonders in der Nähe des Pk eindrucksvoll. Je nach Lage des Pk und Ausdehnung des rK sind degenerative und regeneratorische Vorgänge wechselnd stark ausgebildet. Vor allem bei breitem Pk und Unterbrechung eines Gefäßbündels überwiegen die Nekrosen und die Regeneration setzt zögernd ein. Vom 3. Tag an beobachtet man Siderophagen, später auch eisenpositive Partikel in Epithelzellen und granulären Zylindern. Während in der Folgezeit die Sammelrohre kaum noch Lumeninhalt zeigen, sind in Henleschen Schleifen noch wochenlang Zylinder nachweisbar. Die unterbrochenen Vasa recta suchen durch Aussprossungen Anschluß an andere Capillaren zu gewinnen, was aber nur in den seitlichen Grenzpartien zur Aufhebung der Abflußbehinderung führt. So bleibt auch die Hyperämie sehr lange erhalten. Während in der Nähe des Pk in den ersten 2 Wochen häufig Nekrosen einzelner Epithelzellen, z. T. auch ganzer Tubuli beobachtet werden, zeigen die Kanälchen im übrigen Gebiet des roten Keils allmählich eine entdifferenzierende Atrophie (Abb. 20 b); das betrifft sowohl die fast stets erweiterten Kanälchen als auch diejenigen ohne Lumeninhalt. Schließlich verbleiben nur noch schmale Epithelstränge mit eigenartigen großen Vacuolen, die perlschnurartig zwischen je 2 benachbarten Zellkernen aufgereiht sind. Ein Teil der Kanälchen geht offenbar

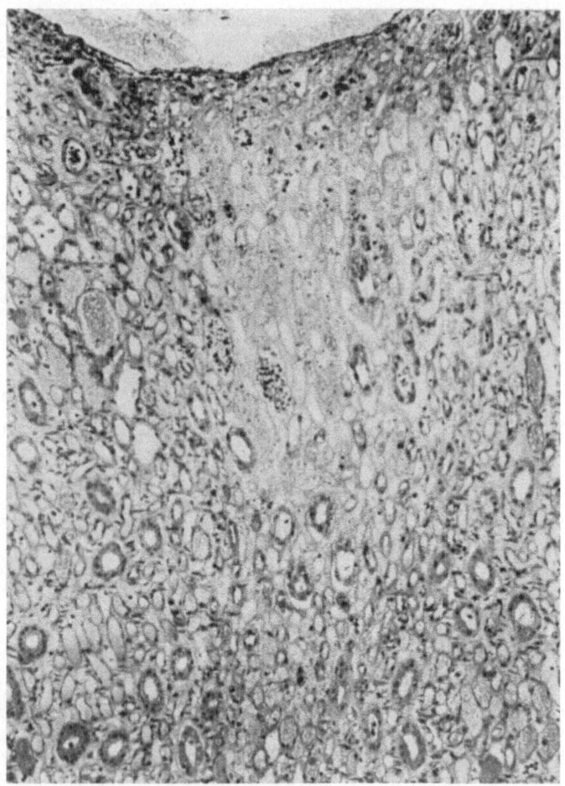

Abb. 20a. Roter Keil 5 Tage p.p. (Kaninchen). Im Zentrum Nekrose-Bezirk (hell, kernlos). Oben Pk mit Cyste. Hämalaun-Eosin; 126×

völlig zugrunde, da man bei den Spätbefunden eine stark reduzierte Zahl antrifft. Auch manche Capillaren, besonders in der Nähe des Pk und im anschließenden zentralen Teil des rK veröden, während andere erhalten und lange hyperämisch bleiben. Schon in den ersten Wochen nimmt das Interstitium zu (Abb. 20b), es kommt vor allem zur Kollagenfaservermehrung, später auch zu Hyalinisierungen. Es fällt jedoch auf, daß vielfach die Zwischenzellen ihre typische Form und Lagebeziehung (quer zu Kanälchen und Capillaren) beibehalten (Abb. 20b). Nur im unmittelbaren Anschluß an den Pk liegt charakteristisches, unregelmäßig gebautes Narbengewebe vor (Abb. 20b).

cc) Elektronenmikroskopische Befunde

Nach einem Tag findet man besonders in der Nähe des Pk degenerierte Zellen, Fibrinfasern, schwer geschädigte Organellen und granuläres Material

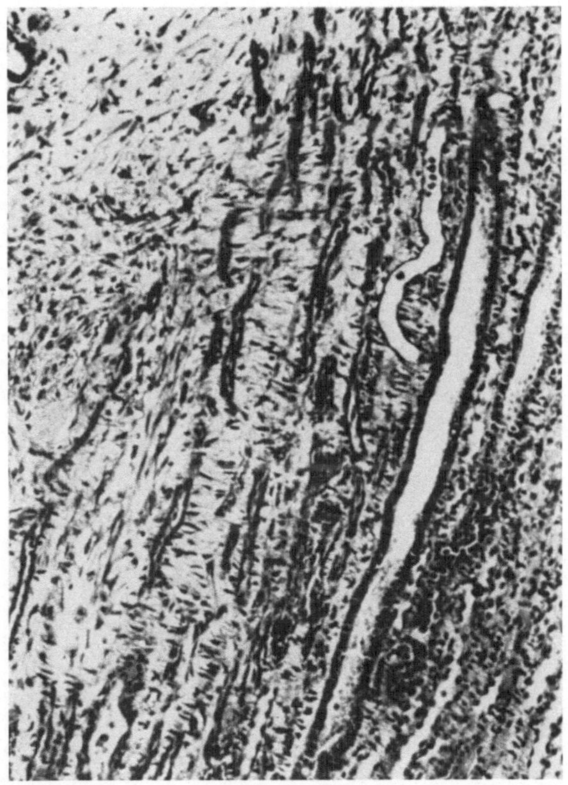

Abb. 20b. Anschnitt eines roten Keiles (links) mit Umgebung (rechts) 12 Tage p.p. (Kaninchen). Verminderung der Kanälchenzahl; gleichförmige abgeflachte Epithelstränge teils mit, teils ohne Lumen. Links oben Rand des Pk. Hämalaun-Eosin; 126×

(Abb. 21). Die erweiterten Capillaren enthalten manchmal dicht gepackt Erythrocyten. Stellenweise fehlt der Endothelbelag, das Lumen ist hier angefüllt mit Fibrinfasern, Thrombocyten und degenerierten Zellen. Die Basalmembran weist gelegentlich Lücken oder Risse auf. Andernorts ist die Capillarwand unauffällig, oder die Endothelien zeigen eine Schwellung des Hyaloplasmas und/oder große Vacuolen. Im *Interstitium* besteht ein Ödem, und vereinzelt sind Erythrocyten und Leukocyten ausgetreten, von denen ein Teil schon degeneriert ist. Im Bereich der stärkeren Capillarwandschädigungen kommen auch Fibrinausfällungen im Interstitium vor, und manche Bindegewebszellen lassen hydropische Zellveränderungen erkennen. In den besser erhaltenen Partien ist in den Interstitiumzellen das eR erweitert.

Die *Harnkanälchen* enthalten oft im Lumen massenhaft abgestoßene degenerierte Zellen und Zellbestandteile, Erythrocyten und Fibrin. Manche

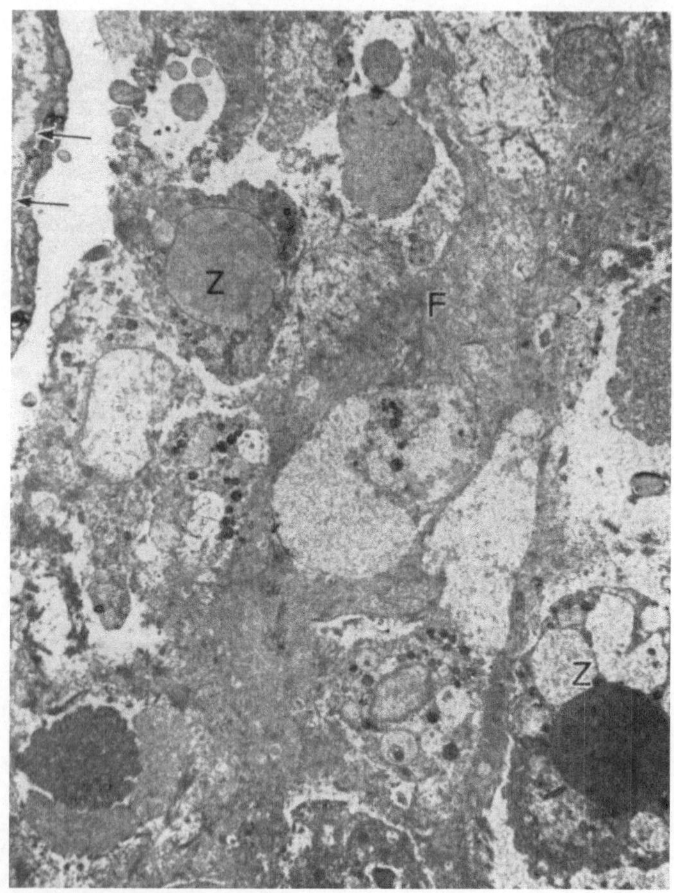

Abb. 21. Roter Keil 1 Tag p.p. (Kaninchen). In Pk-Nähe völliger Gewebsuntergang. Verschiedene nekrotische Zellen (Z), viele degenerierte Organellen außerhalb von Zellen, massenhaft Fibrinfasern (F). Links oben Basalmembran (Pfeile). 4500×

Epithelzellen lassen eine Erweiterung des eR, Mitochondrienschwellung und Aufhellung des Cytoplasmas erkennen. Mitunter kann man nicht sicher die erweiterten Henleschen Schleifen und Capillaren voneinander unterscheiden. In den nächsten Tagen sieht man gelegentlich tubuläre Regenerationszellen, Fibroblasten und Makrophagen. Die Zwischenzellen des Interstitiums sind groß und besitzen reichlich Organellen. Besonders treten das eR und der Golgi-Apparat stärker als normal hervor. In Interstitium- wie auch Epithelzellen kommen häufiger Cytosomen und Cytolysomen vor. Die dicken aufsteigenden Teile der Henleschen Schleife zeigen in der Regel stärkere Zellveränderungen und häufiger Cytolyse als die dünnen Schleifenteile und Sammelrohre. Gelegentlich kann ein ganzer Kanälchenquerschnitt aus unter-

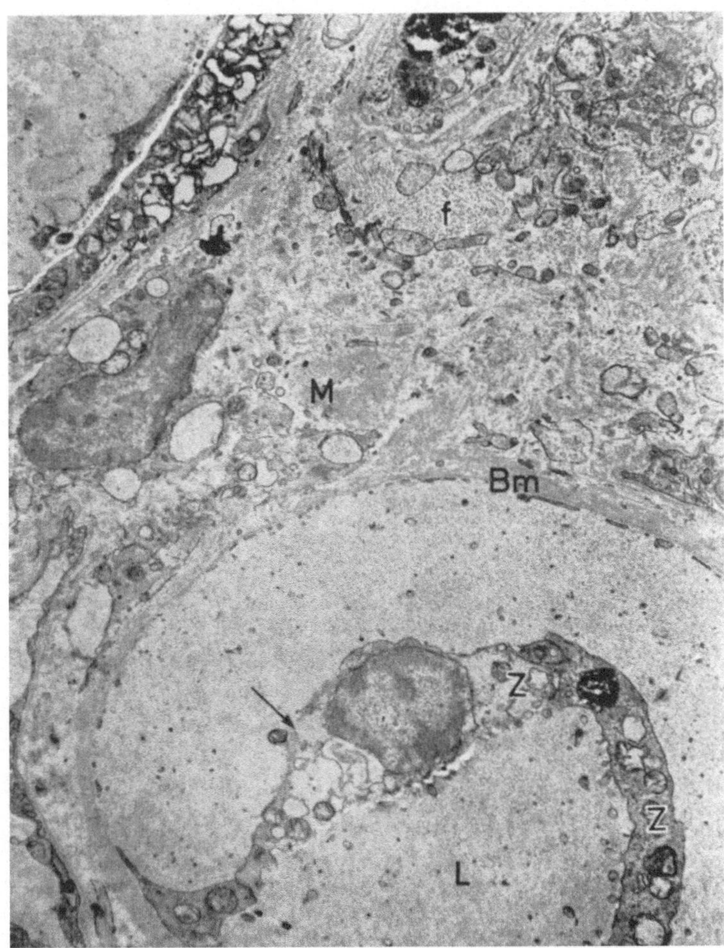

Abb. 22. Roter Keil 3 Monate p.p. (Kaninchen). In einem Kanälchen (untere Hälfte) sind mehrere miteinander zusammenhängende Zellen (Z) von der Basalmembran (Bm) abgehoben; dazwischen befindet sich Flüssigkeit, die sich ebenso darstellt wie im Lumen (L). Abgehobene Zellen stark verändert (marginale Kondensation des Karyoplasmas, Mitochondrienschwellung, links vom Kern beginnende Cytolyse ↘). Im Interstitium neben reichlich Kollagenfasern (f) basalmembranartiges Material (M). 16 000×

gegangenen Zellen bestehen. Manche Kanälchen sind wie im Nh-Bezirk erheblich erweitert und enthalten im Lumen gering osmiophile Flüssigkeit. Allgemein verdickt sich die Basalmembran. Im Interstitium nehmen die Kollagenfasern zu. Nach 5 bis 7 Wochen sind die Epithelzellen undifferenziert. In manchen Lumina sind noch immer Zellbestandteile oder feingranuläre Substanzen zu finden, sogar noch nach ¹/₄ Jahr (Abb. 22). Zu

4*

diesem Zeitpunkt besitzen die Zellen Cytolysomen und Residualkörper, sonst wenige Organellen; das eR ist meist erweitert (Abb. 22). Neben blasigen Entartungen kommen auch Zellen vor, die in toto von der Basalmembran abgehoben sind (Abb. 22).

dd) Enzymhistochemische Befunde

Die alkalische Phosphatase ist in den ersten Tagen in vielen Epithelzellen, aber auch oft im Kanälcheninhalt positiv. Auch die saure Naphtholphosphatase zeigt zum Teil einen etwas verstärkten Reaktionsausfall. Die Adenosintriphosphatase (pH 7,2; 7,5; 9,4) läßt allmählich eine Aktivitätsabnahme erkenen, die sich nach einigen Wochen wieder verliert. Während die β-Glucuronidase schon nach wenigen Tagen schwächer reagiert, bleiben die übrigen Hydrolasen ebenso wie in der Umgebung stumm. — Das Ver-

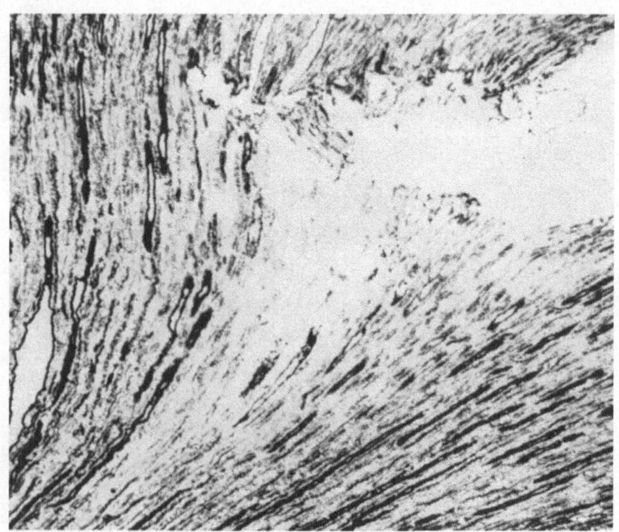

Abb. 23. Übersicht über roten Keil (Mitte) 2 Tage p.p. (Kaninchen). Diaphorase I. Stark herabgesetzte, z. T. völlig fehlende Aktivität. Rechts oben Pk. 35 ×

halten der *Oxydoreductasen* ist am besten an der Diaphorase I und der Lactatdehydrogenase zu verfolgen. Bereits vom 1. Tag an ist die Aktivität in den Epithelien der Sammelrohre und Henleschen Schleifen beträchtlich herabgesetzt, am stärksten in der Nähe des Pk; völliger Aktivitätsverlust ist aber nur zu verzeichnen, wenn ein Teil des rK nekrotisch ist (Abb. 23). Zur Spitze des roten Keiles hin reagieren die Kanälchenepithelien normal. Die ortständigen Interstitiumzellen verhalten sich ähnlich. Sofern Nekrosen vorhanden sind, sprossen nach einigen Tagen Bindegewebszellen ein, die stärker positiv als in der Umgebung reagieren, was nach mehreren Wochen nicht mehr der Fall ist.

ee) Fluorescenzmikroskopische Befunde

In den ersten Tagen sieht man in den erweiterten Kanälchenlichtungen massenhaft nekrotische Zellen mit grüner Fluorescenz des Cytoplasmas und schattenhaft erkennbaren karyolytischen oder kräftig gelben pyknotischen Kernen. Daneben findet man Zellschutt oder homogene Zylinder (beides ebenfalls grün) sowie kaum erkennbare Erythrocyten. Die homogenen Zylinder sind wochenlang nachweisbar, während die anderen genannten Anteile fast nur in der ersten Woche beobachtet werden können. — Die in situ befindlichen Epithelien erscheinen z. T. schon einige Tage p.p. orange bis rot; der Zustand ist aber nur wenige Wochen zu beobachten. Mit zunehmender Entdifferenzierung und Abflachung der Zellen schwindet die Rotfluorescenz. Nach etwa 8 Wochen besitzen die kleinen Zellen nur noch eine ganz schwache gelbbräunliche Fluorescenz des Cytoplasmas und eine geringe Gelbfluorescenz der Kerne. — Im Interstitium fallen schon am 2. Tag kräftig rot fluorescierende *Fibroblasten* auf; ihre Zahl nimmt zunächst zu, schon nach wenigen Wochen aber wieder ab. Nach 2 bis 3 Monaten ist das Interstitium durch reichlich gebildete Kollagenfasern kräftig grün und enthält nur noch wenige unauffällige Interstitiumzellen.

ff) Histoautoradiographische Befunde (Ratte)

Aus verschiedenen Gründen waren die Auswertungen im Bereich des roten Keiles erschwert und manche Aussagen unsicher. Es bestand jedoch kein Zweifel daran, daß der ³H-Thymidin-Index vom 2.—5. Tag eindeutig erhöht war und in den ersten Tagen auch vermehrt Mitosen vorkamen (ausführlich in Diss. WITTE 1969).

b) Diskussion

Der charakteristische rote Keil ist bisher noch nicht beschrieben worden. Er schließt sich papillenwärts unmittelbar an den Punktionskanal an und ist nur dort ausgeprägt vorhanden, wo der Pk durch Markgewebe verläuft (vgl. Abb. 25 u. 26).

Das Besondere am anatomischen Aufbau des Markes ist, daß hier Kanälchen sowie zu- und abführende Gefäße parallel angeordnet sind. Somit werden bei einem Stich durch das Mark zahlreiche unmittelbar benachbarte Henlesche Schleifen, Sammelrohre und die dasselbe Gebiet versorgenden Vasa recta unterbrochen.

Schon sehr schnell nach dem Eingriff werden die Kanälchen mit Blut und Detritus gefüllt. Beides ist zwar aus dem Punktionskanal hierhin gelangt, stammt aber ursprünglich aus der gesamten zirkulären Umgebung des Gewebsdefektes durch die Eröffnung zahlreicher Capillaren und Gefäße. Der Teil des roten Keils, der sich unmittelbar an den Pk anschließt, zeigt Nekrosen und degenerative Veränderungen vieler Zellen. Das führen wir auf den Stanzeffekt zurück, der in einer schmalen Gewebsmanschette um den Pk herum unter anderem zu zahlreichen Capillarrupturen und Blutungen in das Interstitium führt (vgl. S. 15). Basalmembranrisse der Capillaren des rK sind elektronenoptisch nachzuweisen; das Vorkommen von Blutbestand-teilen und die Bildung von Fibrinfasern im Interstitium sind leicht ver-ständlich. Diese Vorgänge führen zwangsläufig zu beträchtlichen Tubulus-schädigungen in dem entsprechenden Gebiet. Nekrotische Epithelien werden ins Lumen abgestoßen. Die positive Reaktion der alkalischen Phosphatase beziehen wir hierauf. Ähnliche Befunde sahen RUDOLPH und SCHOLL (1958) papillenwärts von experimentellen Niereninfarkten. Ebenso wie diese Autoren nehmen wir an, daß es sich um nekrotisches und nekrobiotisches Material aus dem schwer geschädigten Bezirk handelt, welches in den durchgängigen Kanälchen abtransportiert wird. In unserem Fall können aber fast nur die Sammelrohre ihren Inhalt (Blut und Detritus) ausschwemmen (Abb. 24); hierauf ist die dem Kliniker gut bekannte Mikrohämaturie in vielen Fällen zurückzuführen. Die Henleschen Schleifen sind dagegen sicherlich in der

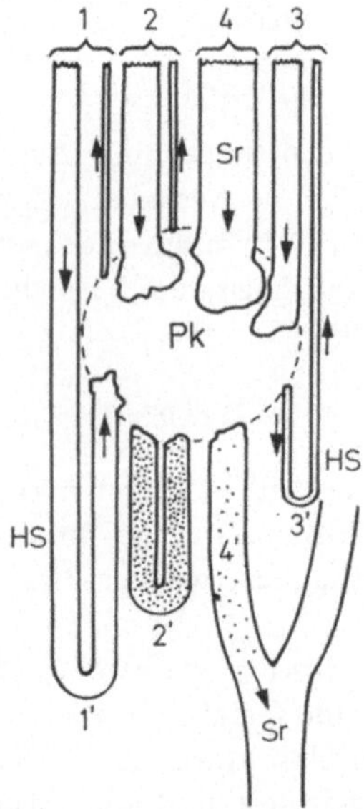

Abb. 24. Schema der verschiedenen Kanälchenunterbrechungen durch den Pk.
1, 2, 3 = einzelne Nephrone im Bereich des Nh-Bezirkes (oben); 1′, 2′, 3′ = zu-gehörige Henlesche Schleifen (HS) im roten Keil (unten); entsprechend Sammelrohr (Sr) 4—4′. Pfeile sollen ab- bzw. aufsteigende Schenkel kennzeichnen. Im Bereich des roten Keiles wird Nephron 1—1′ nephrohydrotisch, Schleife 2′ enthält reichlich Material (besonders von der primären Blutung in den Pk) und hat keinen Abfluß, Nephronteil 3′ wird atrophisch, Sammelrohr 4′ enthält anfangs Detritus, der ab-fließen kann

Mehrzahl doppelt unterbrochen; das unmittelbar nach dem Eingriff aus dem Punktionskanal stammende und das später in die Lichtung gelangende Material kann daher nicht abtransportiert werden. Es bleibt liegen und wird sehr allmählich abgebaut. Lediglich am Rande des rK werden einzelne Henlesche Schleifen nur an einem Schenkel unterbrochen; wenn dies der absteigende Schenkel ist, verhält sich der im rK liegende Teil wie ein Sammelrohr, d. h. es besteht eine Abflußmöglichkeit. Ist dagegen der aufsteigende Abschnitt betroffen, so entsteht im gesamten proximal hiervon liegenden Teil eine Nephrohydrose wie im eigentlichen Nh-Bezirk. Da die Kanälchenabschnitte im rK nicht mehr ihre eigentliche Funktion ausüben, werden sie allmählich atrophisch, was licht- und elektronenmikroskopisch gut zu verfolgen ist und sich enzymhistochemisch in einem stetigen Aktivitätsverlust äußert. Die Dauer des Prozesses ist allerdings von mehreren Faktoren abhängig und daher nicht einheitlich.

Außer den besonders am Anfang nachweisbaren Zelluntergängen kommt es aber auch zu regeneratorischen Prozessen, die mit Sicherheit beide Gewebsarten betreffen; bei Ratten ist der ^{3}H-Thymidin-Index vom 2. bis 5. Tag eindeutig erhöht, aber doch geringer als im Nh-Bezirk und vor allem im Bereich des Punktionskanals. Besonders hier ist der Unterschied sehr eindrucksvoll; die cystischen Gebilde gehen fast nur von den Kanälchen aus, die zur Rinde hin liegen (Nh-Bezirk). Die Kanälchenstümpfe auf der Gegenseite (d. h. im Bereich des rK) werden auch nicht so schnell verschlossen, so daß wahrscheinlich auch noch in den ersten Tagen post punctionem Material in sie gelangen kann. Das Bindegewebe scheint etwas stärker zu proliferieren als das Parenchym (WITTE 1969). Sowohl die Epithelzellvermehrung als auch die Bindegewebsmobilisierung erfolgen besonders in den Bereichen mit stärkeren degenerativen Veränderungen, also in der Nachbarschaft des Pk; das aus den Gefäßen stammende Material wird abgebaut (z. B. Auftreten von Siderophagen). In Pk-Nähe kommt regelrechtes Granulationsgewebe vor. Dadurch kann sich sogar die Grenze zum Punktionskanal verwischen. Später entsteht hier Narbengewebe. Kollagenfaservermehrung und Hyalinisierungen können als Folge der chronischen Durchblutungsstörungen aufgefaßt werden (s. unten).

Die lokalen Kreislaufstörungen verdienen besondere Beachtung. Wesentlich hierfür ist die Unterbrechung des Gefäßbaumes, der das zur Papillenspitze zeigende Gewebssegment versorgt. Die lokalen Kreislaufstörungen sind wahrscheinlich unterschiedlich zu interpretieren. Nur bei einem Teil der Fälle entsteht im Anschluß an den Pk und um die Achse des rK herum eine anämische Nekrose (Abb. 20 a), die als Folge einer Zuflußstörung aufzufassen ist. Nach Messerstichen oder anderen breiteren Verletzungen werden geschlossene Nekrosen jedoch viel häufiger beobachtet (RIBBERT u. PEIPERS 1894/95; AWATAGUTI 1939). Im übrigen überwiegt aber nach Punktion eine

Hyperämie [1]. Unmittelbar im Anschluß an die Punktion sind die Capillaren maximal dilatiert und prall mit Erythrocyten gefüllt; das Bild imponiert als Prästase oder Stase, die wahrscheinlich auf Capillarlähmung infolge des Traumas zurückzuführen ist. Vor allem im Randgebiet und in Nachbarschaft des Pk ist die Hyperämie zur Zeit der Reparation wahrscheinlich aktiv. Im Innern des rK müßte man eher an eine passive Hyperämie denken, da durch die Vernarbung im Bereich des Pk und die damit verbundene Abflußbehinderung eine Blutstauung anzunehmen ist. Da die zu diesem Gebiet gehörenden arteriellen Vasa recta auch unterbrochen sind, erhebt sich die Frage, woher das Blut in den weiten zentral liegenden Capillaren stammt; denn dieser Befund ist häufiger als eine anämische Nekrose. Auf Grund neuerer Untersuchungen zum Bau des Gefäßbaumes (MOFFAT u. FOURMAN 1963, PLAKKE u. PFEIFFER 1964, ROLLHÄUSER et al. 1964, LEVER u. KRIZ 1966, KRIZ 1967) halten wir es für wahrscheinlich, daß die Auffüllung der Gefäße im rK aus dem peripheren Capillarnetz der Umgebung erfolgt.

c) Zusammenfassende Betrachtung

Schon wenige Minuten nach Punktion entsteht ein vom Pk in Richtung zur Papillenspitze ziehender roter keilförmiger Bezirk, der monatelang makroskopisch erkennbar ist. Anfangs sind die weiten Kanälchen mit Erythrocyten, abgestoßenen Epithelien und Zellbestandteilen gefüllt, und es werden Capillarrisse und Blutaustritte beobachtet. In der Nähe des Punktionskanals kommen vor allem Epithelzellnekrosen, aber nur gelegentlich geschlossene Nekrosebezirke vor. Im übrigen überwiegt über Monate eine Hyperämie, die aber wahrscheinlich ort- und zeitabhängig unterschiedlich zu deuten ist. Eine Zellproliferation der Epithelien und des Mesenchyms beschränkt sich im wesentlichen auf den 2. bis 5. Tag und ist relativ gering. Der Inhalt der Sammelrohre wird schnell ausgeschwemmt, der der Henleschen Schleifen sehr langsam abgebaut. Die Epithelzellen werden allmählich atrophisch, ein Teil der Kanälchen geht völlig unter; parallel zur feinstrukturellen Entdifferenzierung verläuft der Aktivitätsschwund der Enzyme. Das Interstitium zeigt zunehmende Kollagenfaserbildung und zum Teil Hyalinisierung.

Insgesamt gesehen werden die Vorgänge im roten Keil anfangs unmittelbar durch das mechanische Trauma der Punktion bestimmt. Die späteren Veränderungen sind aber darauf zurückzuführen, daß im Bereich des Punktionskanals keine restitutio ad integrum stattfindet. Die Atrophie der Epithelzellen ist auf Funktionsverlust und die chronischen Durchblutungsstörungen zurückzuführen; die letzteren sind auch für die Interstitiumveränderungen verantwortlich.

---

[1] Daher die rote Farbe des Gebietes

4. Gesetzmäßige Beziehungen der charakteristischen Befunde untereinander
(Punktionskanal, Nephrohydrose-Bezirk, roter Keil)

Besonders die umfangreichen Untersuchungen bei Kaninchen haben gezeigt, daß Nephrohydrose-Bezirk und roter Keil stets dem Punktionskanal unmittelbar benachbart sind und in ihrer Lokalisation und Ausdehnung gesetzmäßig von der Lage und Länge des Punktionskanals abhängen. Es ergeben sich folgende Regeln (vgl. Abb. 25):

a) Beide Bezirke bilden sich nur dann gut aus, wenn der Punktionskanal auch durch das Mark verläuft (Abb. 25, Sektoren A bis C), was in einem sehr hohen Prozentsatz (vgl. S. 73 u. Abb. 32) der Fall ist.

b) Im Querschnitt haben die beiden Bezirke zusammen die Form eines keilförmigen Sektors, dessen Spitze zur Papille hin zeigt und dessen Ende die Nierenoberfläche darstellt (Sektoren A u. B).

c) Dieser Sektor hat nur im mittleren Nierendrittel eine nahezu gerade seitliche Begrenzung (Sektor B). An den Polen hat er eine bogenförmige

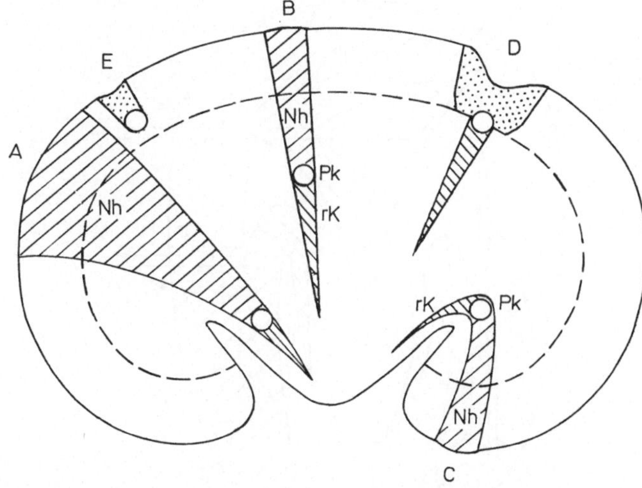

Abb. 25. Schema einer Kaninchenniere im Längsschnitt. Rinden-Mark-Grenze gestrichelt; beachte die schmale Rinde. 5 Punktionskanäle (rund) mit ihren jeweiligen Folgen eingezeichnet (Sektoren A bis E), Punktionsrichtung senkrecht zur Papierebene. Der helle Bezirk (Nh; weit schraffiert) zwischen Pk und Nierenoberfläche bildet sich nur dort aus, wo der Pk durch das Nierenmark verläuft (Sektoren A bis C); der Bezirk ist um so breiter, je tiefer im Mark der Pk liegt (vgl. Sektoren A und B). — Vom Pk radiär in Richtung zur Papillenspitze verläuft der schmale rote Keil (rK; eng schraffiert), sofern der Pk im Mark (Sektoren A bis C) oder an der Rinden-Mark-Grenze (Sektor D) verläuft. Wenn der Pk in Polnähe liegt, zeigt der ganze Sektor von der Spitze des roten Keiles bis zur Nierenoberfläche einen bogenförmigen Verlauf (Sektor C). — Zwischen Pk und Nierenoberfläche bilden sich Durchblutungsstörungen (meist als Subinfarkt) aus, wenn der Pk innerhalb der Rinde (Sektor E) oder an der Rinden-Mark-Grenze (Sektor D) gelegen ist

Gestalt (Sektor C) entsprechend dem bogenförmigen Verlauf der geraden Abschnitte der Nephrone und Sammelrohre sowie der Interlobular- und Medullargefäße.

d) Je tiefer im Mark der Punktionskanal liegt, um so mehr nähert sich die Spitze des roten Keiles der Papillenoberfläche und um so breiter ist der Nephrohydrose-Bezirk (vgl. Unterschied der Sektoren A u. B).

e) Auch im Längsschnitt (Abb. 26) haben beide Bezirke eine etwa keilförmige bzw. sektorförmige Gestalt. Der Nephrohydrose-Bezirk beginnt direkt oder ganz in der Nähe der Einstichstelle und endet entweder an der Ausstichstelle oder radiär vom Ende des Punktionskanals, sofern dieser nicht durch die ganze Niere hindurch verläuft (Abb. 26, Sektor A). Der rote Keil ist im Längsschnitt meist viel ausgedehnter als im Querschnitt, wird jedoch nur sehr selten in ganzer Ausdehnung getroffen. In Sonderfällen kann er auch bei dieser Schnittrichtung einen stark kurvenförmigen Verlauf aufweisen (Abb. 26, Sektor B, weiteres s. DITSCHERLEIN 1968).

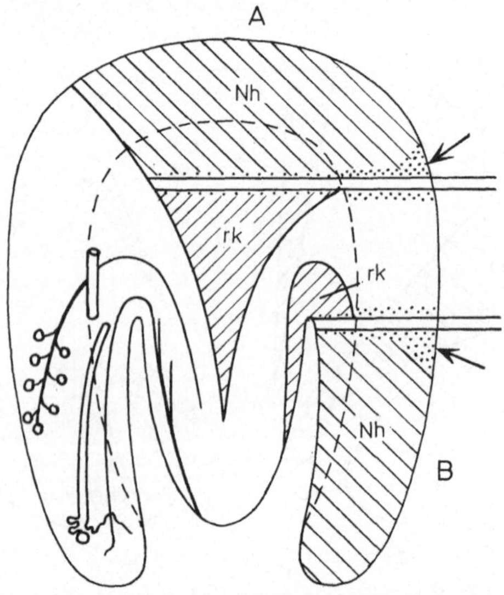

Abb. 26. Schema einer Kaninchenniere im Querschnitt. Rinden-Mark-Grenze gestrichelt. Links unten Verlauf eines Nephrons und Sammelrohres, darüber eine A. arcuata mit je einem Rinden- und Markast. Beachte stark bogenförmigen Verlauf der Harnkanälchen sowie der Gefäße in diesem Nierenabschnitt. — Außerdem 2 Punktionskanäle (im Längsschnitt, horizontal verlaufend) mit ihren Folgen. Unmittelbar um beide Kanäle Durchblutungsstörungen (punktiert), die nahe der Oberfläche etwas mehr Ausdehnung haben (Pfeile). Im übrigen zwischen Pk und Nierenoberfläche Nephrohydrose-Bezirk (Nh; weit schraffiert). Beachte Topographie: Nh in Sektor A über, in Sektor B unter dem Pk. — Roter Keil (rK; eng schraffiert) befindet sich nur im Markgewebe. Der zum Bezirk A gehörende rK beginnt rechts an der Rinden-Mark-Grenze und endet links zusammen mit dem Punktionskanal. Der zum Bezirk B gehörende rK verläuft bogenförmig

Die wichtigste Grundvoraussetzung für die Ausbildung des Nh-Bezirkes und des roten Keiles besteht darin, daß durch die Punktion stets zahlreiche Sammelrohre und Nephrone bzw. Vasa recta unterbrochen werden und daß keine Wiedervereinigung stattfindet (s. Abschnitt Punktionskanal).

Die gefundenen Beziehungen lassen sich durch den topographischen Aufbau der Kaninchenniere leicht erklären. Dabei sind folgende Tatsachen wichtig:

a) Die Nierenrinde ist sehr schmal (2 bis 3 mm). Die Punktionskanüle gelangt somit in der Regel auch ins Nierenmark.

b) Die Gefäßversorgung für Rinde und Mark geht von der Gegend der Rinden-Mark-Grenze aus. Durchblutungsstörungen sind daher vor allem auf der Seite des Punktionskanals zu erwarten, die der Blutzufuhr abgewandt ist. Weiterhin wirkt sich eine Läsion innerhalb des Markes nicht direkt auf die Blutversorgung der Nierenrinde aus.

c) Die Harnkanälchen sind in weitem Sinne radiär oder fächerförmig angeordnet; sie münden in Sammelrohre, die sich ihrerseits vereinigen. Der gesamte Harnstrom trifft sich in wenigen Ductus papillares in der Gegend der Papillenspitze. Eine mechanische Verletzung muß zur Harnabflußbehinderung führen, wobei der betroffene Bezirk um so breiter ist, je näher der Stopp der Papillenspitze liegt (s. Abb. 25).

d) Die Nephrone der Rindenbezirke, die den Hilus umgeben, sowie die zugehörigen Sammelrohre ziehen im Bogen zur Papillenspitze (vgl. Abb. 26).

e) Im Mark verlaufen Gefäße und Kanälchen parallel; eine Punktion unterbricht die zu demselben Bezirk gehörenden Gefäße und Kanälchen.

Zusammenfassung. Da die Ausbildung des Nephrohydrose-Bezirkes und des roten Keiles durch die Unterbrechung von Funktionseinheiten zustande kommt, besteht in der Lokalisation, Gestalt und Ausdehnung der beiden Bezirke eine strenge Abhängigkeit von der Lage und Länge des Punktionskanals und der Nierenarchitektur.

5. Veränderungen bei peripherer Lage des Punktionskanals (in der Rinde)

a) Histologische Befunde

Bei einem (relativ kleinen) Teil der Eingriffe wurde die Nierenoberfläche in sehr spitzem Winkel angestochen und die Kanüle sekantenartig nur durch die peripheren Nierenanteile hindurchgeführt. Sofern der Pk ausschließlich durch Rindensubstanz verläuft, findet man von dem bisher beschriebenen Bild abweichende Befunde:

Im Bereich des *Punktionskanals* kommt es nur in geringem Maße zu Cystenbildungen (vgl. S. 15). Die zirkuläre *Umgebung des Pk* läßt in einem breiteren Saum als im Nierenmark Durchblutungsstörungen und Tubulus-

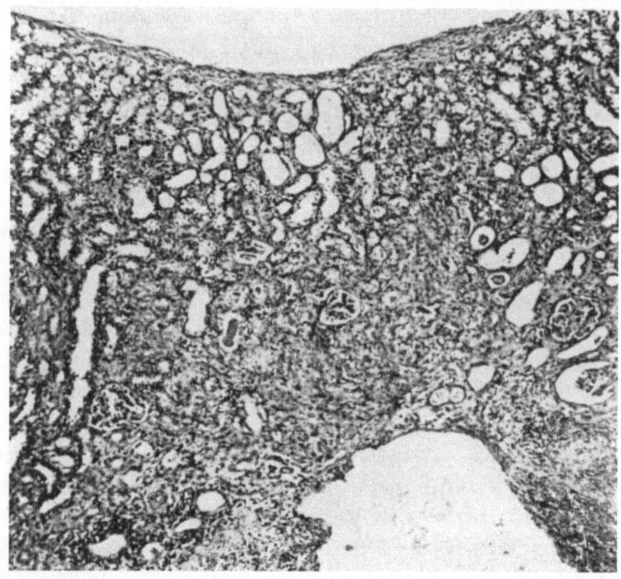

Abb. 27. Bezirk zwischen Pk (unten) und Nierenoberfläche (oben) bei peripherer Lage des Pk 5 Tage p.p. (Kaninchen). Einige erweiterte Kanälchen, vereinzelt zylinderhaltige Tubuli; beginnende Atrophie besonders in Bildmitte. Oberfläche bereits eingesunken. Hämalaun-Eosin; 88×

schäden erkennen; auch findet man in den ersten Tagen Erythrocyten und Detritus in den Lichtungen vieler gewundener Kanälchen rings um den Pk. Obwohl im Bereich eines Markstrahles das Material in mehreren geraden Kanälchen nebeneinander vorkommt, bildet sich *kein typischer roter Keil* aus. Der (im Längsschnitt) segmentförmige *Bezirk zwischen Pk und Nierenoberfläche* zeigt grundsätzlich nebeneinander 2 verschiedene Veränderungen (Abb. 27). Neben typischer Nephrohydrose einiger Kanälchen beobachtet man die Zeichen von Durchblutungsstörungen. Die Nephrohydrose erscheint erst nach einigen Tagen, wird nie hochgradig und ist nach mehreren Wochen kaum noch zu beobachten; die erweiterten Kanälchen enthalten Detritus und/oder hyaline Zylinder. Im Vordergrund steht ein Bild, das dem Subinfarkt entspricht (s. S. 67 ff.). Sofern der schwerere Grad mit Tubulusnekrosen vorliegt, sind diese schon nach einem Tag zu erkennen; wenn sich nur eine entdifferenzierende Atrophie ausbildet, kann man diese frühestens einige Tage p.p. feststellen. Schon bald kommt es zur rinnenförmigen Einziehung der Oberfläche vom Einstich bis zum Ausstich. Nach einigen Monaten wird man nur noch durch diese Einziehung — inzwischen eine schmale, spitze Kerbe — auf die Veränderung aufmerksam gemacht, da man den zu einem ganz schmalen Narbenstrang geschrumpften Bezirk sogar histologisch sehr leicht übersieht.

b) Diskussion

Die beschriebenen Befunde beobachtet man *regelmäßig bei schrägem Verlauf des Pk durch die Rinde.* Sie lassen sich durch die — vom Mark abweichenden — Verhältnisse ohne Schwierigkeit erklären, wobei folgende Fakten wichtig erscheinen:

Das größere Ausmaß der Tubulusschädigung rings um den Pk ist auf die besondere Empfindlichkeit der Tubuli contorti zurückzuführen. Diese Kanälchen sind vielfältig miteinander verflochten, der Harnfluß ändert in den einzelnen Nephronen ständig seine Richtung, so daß man das aus dem Pk stammende Material rings um den Gewebsdefekt in den Kanälchenlichtungen findet. Auch im Bereich der Markstrahlen papillenwärts vom Pk zeigt sich nicht das Bild des roten Keiles, da das entsprechende Gebiet aus der gesamten Peripherie des Rindenläppchens, d. h. aus dem Stratum labyrinthicum mit Blut versorgt wird. Dorthin gelangt aber das Blut über die Aa. interlobulares von der Rinden-Mark-Grenze her; es sind somit papillenwärts vom Pk weder im Stratum labyrinthicum noch in Markstrahlen nennenswerte Durchblutungsstörungen (ähnlich dem roten Keil) zu erwarten. Dafür ergeben sich solche auf der anderen Seite des Pk, also zur Oberfläche hin durch Unterbrechung von wenigen Aa. et Vv. interlobulares oder durch Gefäßspasmen. Der entsprechende Bezirk kann zwar lang sein, stets ist er aber schmal, und auch die Höhe des Segmentes (zwischen Pk und Nierenoberfläche) ist nur gering. Da ein Saum auf beiden Seiten des schmalen Segmentes über das Capillarsystem der Nachbarschaft und die subkapsuläre Zone von der Capsula fibrosa her versorgt werden, kommt es in der Regel nur zu unvollständigen Durchblutungsstörungen (s. auch S. 67 ff.).

Daß die Cystenbildungen im Pk nur geringe Ausmaße annehmen, kann 2 mögliche Ursachen haben: eine geringere Proliferationsfähigkeit der Rindentubuli (im Vergleich zu den Markkanälchen) oder eine geringere vis a tergo in Form von produziertem Harn. Während das erste Moment nur schwer zu beweisen ist, ist der zweite Faktor auf jeden Fall gegeben, denn es liegt entweder der in einem einzigen Nephron fließende oder von nur wenigen Nephronen (peripheres Sammelrohr!) produzierte Harn vor. Im Gegensatz hierzu flutet in einem Sammelrohr tief im Mark der Harn aus zahlreichen Nephronen an.

Selbstverständlich liegen die dargestellten Verhältnisse bezüglich des *Pk* in *jedem* Fall vor, da die Rinde bei einer erfolgreichen Punktion stets verletzt wird. Die anderen beschriebenen Befunde kommen im wesentlichen bei schrägem Stich durch den Cortex vor, und zwar auch dann, wenn nach kurzem Verlauf durch Rindengewebe der Pk durch Markgewebe hindurchgeht. In diesen Fällen ist aber das entsprechende Gebiet so klein, daß es makroskopisch überhaupt nicht und mikroskopisch in unmittelbarer Nachbarschaft des Pk im Bereich des Ein- bzw. Ausstichs nur in der ersten Zeit zu finden ist. Bei vollzogener Schrumpfung fällt es gar nicht mehr gegenüber der in gleicher Weise veränderten zirkulären Umgebung des Pk auf. Diese winzigen Bezirke im Ein- bzw. Ausstichbereich werden daher bei der statistischen Auswertung nicht berücksichtigt.

c) Zusammenfassung

Bei peripherer Lage des Punktionskanals bzw. bei schrägem Verlauf des Pk durch die Rinde entsteht kein roter Keil; Erythrocyten und Detritus sind in Kanälchenlichtungen rings um den Pk zu finden. Zwischen Pk und Nierenoberfläche kommen zeitweilig nephrohydrotische Kanälchen vor, doch stehen unvollständige Durchblutungsstörungen im Vordergrund.

B. Komplikationen

1. Blutungen

Die verschiedenen Blutungen werden im folgenden nur nach der Lokalisation eingeteilt, denn der Ausgangspunkt (arterielles oder venöses Gefäß) ist bei der Mehrzahl nicht nachgewiesen worden; sicherlich liegen zum Teil auch multiple Rupturen im terminalen Stromgebiet auf Grund des — doch relativ groben — Stanzeffektes vor. Manche Blutungen (z. B. ins Nierenlager, s. unten) kommen regelmäßig vor, so daß zumindest die geringen Blutungen in die Gruppe „Charakteristische Befunde" eingereiht werden müßten, während ausgedehnte Hämatome eine schwere Komplikation darstellen können; sie gehören z. B. beim Menschen zu den wichtigsten und am meisten gefürchteten Komplikationen (s. S. 80 und 83 f.). Aus Übersichtsgründen sollen *alle* Blutungen zusammengefaßt abgehandelt werden (vgl. Abb. 28).

a) Befunde

aa) Intrarenales Hämatom

Es steht stets mit dem Pk in Verbindung und hat unregelmäßige Form. Man kann im histologischen Präparat geradezu ablesen, wie sich das Blut zwischen die Kanälchen in das Interstitium hineingewühlt hat. Im Markbereich haben die Blutungen meist längliche Form, wobei die Längsachse dem Kanälchen- und Gefäßverlauf entspricht.

bb) Perirenale Blutungen

Blutung aus der Nierenwunde (Beobachtungen in vivo). Die bei allen 3 Species durchgeführten Punktionen unter Sicht zeigten, daß es regelmäßig eine Zeitlang aus der Nierenwunde in die Umgebung blutet. Anfangs quillt das Blut geradezu aus dem Gewebsdefekt; die Stärke nimmt aber nach einer Weile ab, und die Blutung versiegt in der Regel bei Ratten nach 1 bis

2 Minuten, bei Kaninchen nach 1¹/₂ bis 3 Minuten und bei Hunden nach 3 bis 5 Minuten. In einzelnen Fällen dauert die Blutung wesentlich länger an; dann stellt sich meist bald ein durchblutungsgestörter Bezirk deutlich dar, und bei der später durchgeführten Obduktion ist in der Regel ein Infarkt nachweisbar. Daraus kann geschlossen werden, daß in solchen Fällen ein Gefäß verletzt wurde.

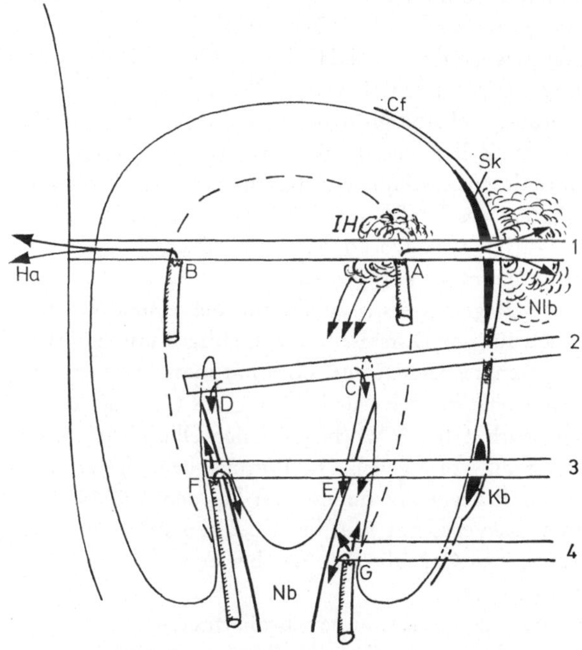

Abb. 28. Schema einer Kaninchenniere im Querschnitt. Kanülen bzw. Punktionskanäle 1—4 im Längsschnitt. Verschiedene Möglichkeiten von Blutungen.

1 A: Gefäßunterbrechung führt zu intrarenalem Hämatom (IH) und reichlicher Ausschwemmung von Blut durch die Harnkanälchen; außerdem subkapsuläres Hämatom (Sk; schwarz) und Nierenlagerblutung (Nlb).

1 B: Gefäßverletzung und völliges Durchstoßen von Niere und Peritoneum bewirken Hämaskos (Ha).

2 C und D: Durch Verletzung der Papillenoberfläche gelangt Blut direkt ins Nierenbecken.

3 E: Durchstechen von parahilärem Nierengewebe, Nierenbeckenwand und Papillenoberfläche läßt (geringe) Blutung in das Nierenbecken und das Hilusfettgewebe entstehen.

3 F: Bei gleichzeitiger Verletzung eines Hilusgefäßes entsteht massive Blutung.

4 G: Läsion eines Hilusgefäßes ohne Anstich des Nierenbeckens verursacht massives pararenales Hämatom im Hilusgebiet.

Kb = Kapselblutung (schwarz, massiv), am Einstich von Kanüle 2 nur gering (punktierte Umgebung). Cf = Capsula fibrosa, Nb = Nierenbecken(lumen)

Bei der Obduktion werden 3 unterschiedliche Lokalisationen der perirenalen Blutung gefunden:

Subkapsuläres Hämatom. Es liegt zwischen Nierenoberfläche und Capsula fibrosa, kommt bei einem kleinen Teil der Fälle vor und ist dann meist flach und von geringer Ausdehnung (bei Kaninchen bis linsengroß). Nur sehr selten wird ein großflächiges oder gar ein die ganze Niere umgebendes subkapsuläres Hämatom gefunden.

Kapselblutung. Sie kommt bei über der Hälfte der Fälle vor. Das Blut befindet sich im Gewebe der Capsula fibrosa. Meist handelt es sich um einen linsen- bis fingernagelgroßen Bezirk. Die Kapsel ist gewöhnlich nicht nennenswert verdickt. Histologisch befinden sich meist massenhaft Erythrocyten zwischen den Zellen und Kollagenfasern, und schon in der 2. Woche kann man zahlreiche eisenbeladene Zellen nachweisen. Die stattgehabte Blutung in der Nierenkapsel läßt sich daher oft auch noch nach längerer Zeit durch die Braunfärbung makroskopisch nachweisen. Ein blutgefüllter Hohlraum wird nur ausnahmsweise gefunden.

Nierenlagerblutung. Bis etwa zum Ende der ersten Woche ist das perirenale Fettgewebe auf der Dorsalseite regelmäßig blutig gefärbt. Gewöhnlich liegt kein eng begrenztes Gebiet vor, doch hat man schon makroskopisch den Eindruck, daß nur eine lockere Durchsetzung des Gewebes mit Blut vorliegt. Meist ist bereits nach 1 bis 2 Wochen bei der Obduktion nichts mehr festzustellen, was auf die vorangegangene Blutung beim Eingriff hinweist. Nur in einem geringen Prozentsatz findet man bei den Frühfällen eine massive Durchsetzung des Gewebes mit Blut bzw. bei den später untersuchten Fällen eine Braunfärbung der Capsula adiposa. Bei einem Teil dieser Fälle ist ein Niereninfarkt vorhanden.

Hämaskos. Nur bei 2 Kaninchen beobachteten wir eine tödliche Verblutung in die Bauchhöhle, in einem Fall bei nachweisbarer Verletzung der V. renalis. In dem anderen Fall lag auch eine massive Blutung im Nierenlager vor.

cc) Blutung ins Nierenbecken

Gelegentlich fanden wir bei Obduktion innerhalb der ersten Tage post punctionem Nierenbecken (Abb. 29) oder Harnblase von Blutcoagula ausgefüllt, manchmal auch Blut im Ureter; in einigen Fällen beobachteten wir eine massive Makrohämaturie. Bei diesen Fällen sahen wir verschiedene Befunde, die als Ursache für die stärkere Blutung in die Harnwege in Frage kommen:

1. Offene Verbindung des Punktionskanals mit dem Nierenbecken
   (Abb. 28)
   a) mittels An- oder Durchstechens der Papille,
   b) beim Durchstechen der Nierenbeckenwand, wenn gleichzeitig eine stärkere Blutung im umgebenden Hilusfettgewebe besteht.

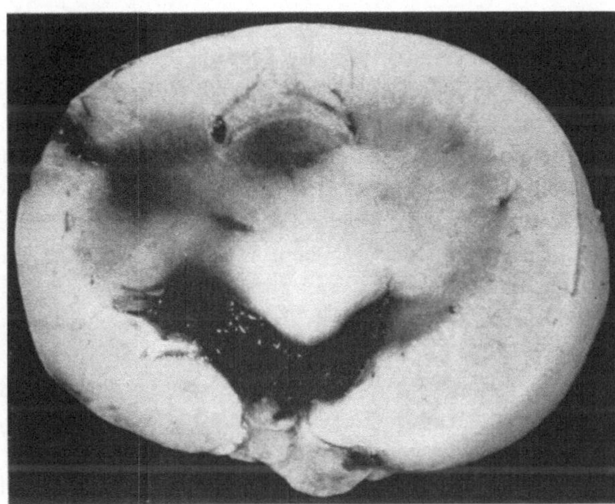

Abb. 29. Kaninchenniere $^{1}/_{2}$ Stunde p.p. Langer Nierenriß (links oben), Nierenbecken voller Blut (unten Mitte). Blässe des Organs (außerdem massives perirenales
Hämatom nicht im Bild)

2. Anämischer Rindeninfarkt
3. Hämorrhagischer Infarkt
4. Großes intrarenales Hämatom
5. Parenchymriß

b) Diskussion

Da die Niere bekanntlich sehr gut durchblutet ist, erscheint es etwas
erstaunlich, daß relativ selten massive Hämatome in und außerhalb der
Niere gefunden werden; in solchen Fällen gelingt trotz intensiven Suchens
(z. B. histologisch durch Serienschnitte) nur manchmal der Nachweis der
Blutungsquelle. Bei jeder Punktion werden extra- und intrarenal stets viele
Capillaren eröffnet, im Rindenbereich sicherlich oft auch einzelne mittlere
Gefäße. Nach unseren Beobachtungen in vivo kommen oft temporäre Durchblutungsstörungen in der Umgebung des Pk vor (s. S. 67), und die Blutungen
sistieren bald. Zumindest bei Arterienverletzungen ist anzunehmen, daß es
durch einen Spasmus des entsprechenden oder eines größerkalibrigen Gefäßes
und eine hierdurch erleichterte Thrombosierung zum baldigen Blutstillstand
kommt. Sehr englumige Arterien haben wir wiederholt in unmittelbarer
Nachbarschaft des Punktionskanals oder eines kleinen intrarenalen Hämatoms beobachtet.

Die Blutungen in das Fettgewebe des Nierenlagers stammen wahrscheinlich aus 2 Quellen, dem Fettgewebe und der Niere. In der 1. Phase des Eingriffs wird die Niere verlagert und durch die Haut hindurch fixiert, was

aber manchmal — besonders rechts — gewisse Schwierigkeiten macht. Dann tastet man sich an das Organ mit der Kanüle heran und versucht, eine günstige Stelle auf der Niere zu finden. Manchmal entschlüpft das Organ den haltenden Fingern. Bei diesen Manipulationen rupturieren sicherlich auch die Capillaren, die eine gewisse Entfernung von der Kanüle haben. Dagegen dürften wohl kaum größere Gefäße in dem lockeren und nachgiebigen Gewebe durch die Kanüle verletzt werden. Nach den Beobachtungen bei Punktion unter Sicht blutet es auch aus dem Gewebsdefekt der Niere in die nähere Umgebung, wahrscheinlich am ehesten in das lockere Fettgewebe hinein. Es ist auch nicht ausgeschlossen, daß gelegentlich etwas Blut aus dem Gewebsdefekt unter die fibröse Kapsel gelangt; mehr denken wir aber beim subkapsulären Hämatom ursächlich an Rupturen der Gefäße, die von der Kapsel zur Nierenoberfläche ziehen. Im Hinblick auf das intrakapsuläre Hämatom halten wir es für weniger wahrscheinlich, daß es aus dem Nierenpunktionskanal in die dünne und feste Capsula fibrosa hineinblutet. Da beim Kaninchen die 2. Phase der Blindpunktion (nach der genauen Lokalisation und manuellen Fixierung) auf der Capsula fibrosa beginnt, ist die Geschwindigkeit beim eigentlichen Stich auf der ersten Wegstrecke am niedrigsten, zumal gerade hier ein größerer Widerstand zu überwinden ist; daher wird die Kapsel wahrscheinlich mehr reißen als (durch die nur wenig angeschrägte Kanüle) herausgeschnitten. Das Kapselhämatom scheint uns daher am ehesten durch kleine Capillarrupturen in der Kapsel selbst zustande zu kommen — analog den Hämorrhagien in der Niere in zirkulärer Umgebung des Punktionskanals auf Grund des Stanzeffektes (s. S. 15).

Eine stärkere Blutung ins Nierenbecken ist sicherlich öfter als tatsächlich nachgewiesen erfolgt, denn wir untersuchten nicht systematisch den Harn der Tiere. Blutcoagula in Nierenbecken oder Harnblase fanden wir nur in den ersten Tagen post punctionem; es ist damit zu rechnen, daß auch bei dem einen oder anderen der später getöteten Fälle einmal kleinere Coagula die Harnwege passiert hatten. Jedenfalls fanden wir die als Ursache für Nierenbeckenblutungen in Frage kommenden Komplikationen zu allen Beobachtungszeiten; z. B. stellten wir keineswegs selten am histologischen Schnitt fest, daß durch die Punktion die Oberfläche der Papille — oft im peripheren Bereich eines Kelches — verletzt war.

c) Zusammenfassung

Beim Kaninchen sind größere intrarenale Hämatome sehr selten, kleine Blutungen dehnen sich besonders in den roten Keil hinein aus. Unter den perirenalen Hämatomen kommen praktisch regelmäßig lockere Blutungen in das Fettgewebe des Nierenlagers vor, massive Hämatome sind dagegen selten. Bei über der Hälfte der Fälle ist ein Hämatom im Gewebe der Capsula fibrosa vorhanden, während subkapsuläre Hämatome nur gelegentlich gefunden werden. Ein Hämaskos ist außerordentlich selten. Für alle genannten Möglichkeiten sind die Blutungsquellen nur schwer zu finden; neben Verletzung größerer Arterien oder Venen kommen zum Teil auch multiple Rupturen im Endstromgebiet in Frage. Bei Blutung ins Nierenbecken können gleichzeitig andere Komplikationen gefunden werden, die wahrscheinlich ursächliche Beziehung zu dieser Blutung haben.

2. Durchblutungsstörungen

a) Befunde

Da es sich im wesentlichen um die bekannten klassischen Durchblutungsstörungen handelt, erübrigt sich die detaillierte Beschreibung.

aa) Temporäre Durchblutungsstörungen [1]

Wir müssen sie in allen Fällen annehmen, bei denen wir in vivo im Anschluß an die Punktion lokale Kreislaufstörungen bemerkten, während bei der später durchgeführten Obduktion keine Folgen von Durchblutungsstörungen (s. unten) nachweisbar waren.

Diese Durchblutungsstörungen betreffen fast immer einen einzigen umschriebenen Bezirk, der innerhalb von Sekunden einheitlich blaß oder cyanotisch wird. In wenigen Fällen ist die ganze Niere oder ein großer Bezirk fleckig. In keinem Fall haben wir eine Normalisierung in den nächsten Minuten gesehen (meist verzögerter Bauchdeckenverschluß nach 5- bis maximal 10minütiger Beobachtungsdauer).

bb) Anämischer Rindeninfarkt

Er zeigt das typische makroskopische (Abb. 10) und histologische Bild. Bei großer Ausdehnung ist außer der Nierenrinde auch ein Teil des Markes betroffen. In den bald nach der Punktion untersuchten Fällen liegt auch oft ein ausgedehntes intrarenales Hämatom innerhalb oder am Rande des Infarktes vor. Durch Serienschnitte konnte nur einige Male eine Arterienverletzung nachgewiesen werden (Abb. 30 a).

cc) Anämische Marknekrose

Sie kommt nur ausnahmsweise ohne gleichzeitigen Rindeninfarkt vor. Gewöhnlich wird die Marknekrose rindenwärts durch den Punktionskanal und ein ausgedehntes Hämatom begrenzt.

dd) Subinfarkt

Er wird in 2 verschiedenen Schweregraden (STAEMMLER 1957) beobachtet:
Bei der *leichteren Form* entwickelt sich allmählich eine entdifferenzierende Atrophie besonders der gewundenen Tubulusabschnitte, die nicht

---

[1] Untersuchungen bei den meisten punktierten Ratten und Hunden und einer kleinen Zahl von Kaninchen

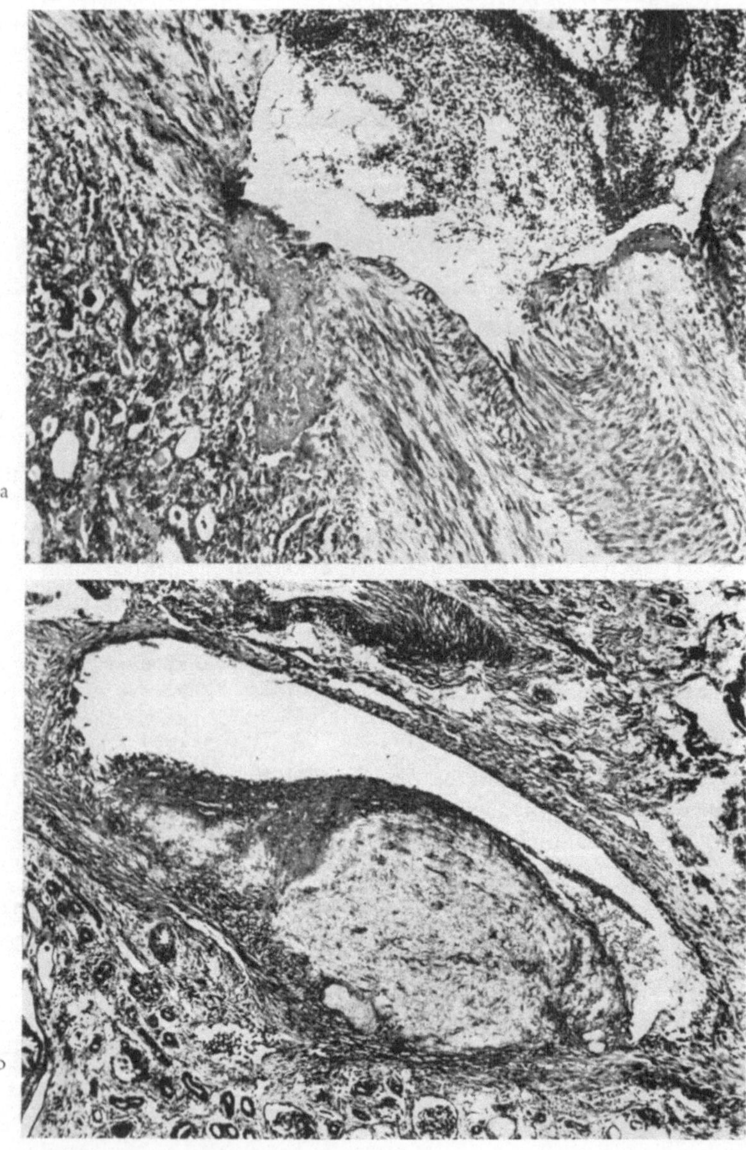

Abb. 30. a) Rand eines großen intrarenalen Hämatoms 4 Tage p.p. (Kaninchen), in das eine große verletzte Arterie (rechts unten) mündet. Links Anschnitt eines ausgedehnten hämorrhagischen Infarktes. Hämalaun-Eosin; 88×. b) Vene mit Thrombus in beginnender Organisation 11 Tage p.p. (Kaninchen). Lumeneinengung in anderen Abschnitten noch stärker. Hämalaun-Eosin; 88×

mehr voneinander unterschieden werden können; die Epithelien sind hell. Das Interstitium ist kaum vermehrt.

Bei der *schwereren* Form kommen Zelluntergänge vor, besonders der proximalen gewundenen Hauptstücke. Bei manchen Fällen gibt es sehr ausgedehnte Nekrosen, die alle Tubulusabschnitte betreffen, während die Glomerula erhalten bleiben. Nach dem Untergang des Epithels ist reichlich Granulations- bzw. (später) Narbengewebe vorhanden.

Bei beiden Formen rücken die Glomerula zusammen, die Nierenoberfläche sinkt schon in den ersten Tagen nach Punktion ein; das Gebiet ist makroskopisch hell. Bei manchen Fällen werden ausgedehntere Blutungen und/oder Gefäßverletzungen gefunden, besonders bei den schwereren Parenchymveränderungen. Selten kann auch ein Thrombus in einem Gefäß beobachtet werden (Abb. 30 b).

ee) Hämorrhagischer Infarkt

Bei wenigen Fällen sind auch ausgedehnte Tubulusnekrosen bei hochgradiger Hyperämie und massiven Hämorrhagien im Interstitium zu finden. Teilweise sind nur die Hauptstücke nekrotisch, während andere Kanälchenabschnitte erhalten sind und oft hyaline Zylinder enthalten. In einem Fall mit ausgedehntem hämorrhagischem Infarkt konnte durch Serienschnitte eine Verletzung einer mittleren Arterie und einer benachbarten Vene nachgewiesen werden; beide Gefäße lagen am Rande eines großen intrarenalen Hämatoms.

Bei allen genannten Durchblutungsstörungen mit Tubulusnekrosen haben wir oft massive Kalkablagerungen gesehen.

ff) Weitere Zeichen für länger dauernde Durchblutungsstörung

Gelegentlich fällt in den ersten 2—3 Wochen makroskopisch ein größerer keilförmiger cyanotischer Bezirk auf, dessen Spitze tief im Mark liegt; die unscharfe seitliche Begrenzung entspricht der Verlaufsrichtung der Harnkanälchen. Ein solcher Bezirk ist meist im Markbereich relativ geschlossen, und von der Mark-Rinden-Grenze aus setzt er sich streifig zum Cortex hin fort. Histologisch sind die Kanälchen im Mark und in den Markstrahlen recht gleichmäßig erweitert und mit hyalinen Zylindern gefüllt, denen einzelne pyknotische Zellkerne beigemischt sind. Im Stratum labyrinthicum weisen nur manche Tubuli den gleichen Befund auf; die meisten sind kaum erweitert und zeigen in geringer Menge granuläres Material oder abgestoßene Zellen. Den Hauptstücken fehlt oft der Bürstensaum. Die Glomerula sind unauffällig. Die intertubulären Capillaren sind gewöhnlich hyperämisch, am stärksten im Mark.

Die solcherart veränderten Bezirke haben keine gesetzmäßige Lage zur Lokalisation des Punktionskanals und entsprechen weder dem (viel kleineren) roten Keil noch dem Nephrohydrose-Bezirk. Es können jedoch Überlagerungen mit einem Teil des Nh-Bezirkes vorkommen.

gg) *Kombination verschiedener morphologischer Erscheinungsformen von Durchblutungsstörungen*

Der anämische Rindeninfarkt ist gewöhnlich von unvollständigen Durchblutungsstörungen abnehmenden Grades umgeben; in der äußersten Zone findet man übrigens nicht selten einzelne nephrohydrotische Kanälchen.

Sowohl anämische Infarkte als auch Subinfarkte können sich im Mark durch einen breiten keilförmigen Bezirk mit zahlreichen Zylindern fortsetzen. Von solcherart verändertem Gewebe kann auch der hämorrhagische Infarkt umgeben sein, gewöhnlich liegt dann auch eine erhebliche Hyperämie vor.

b) Diskussion

Nach unseren Beobachtungen in vivo sind temporäre Durchblutungsstörungen häufig. Sie sind am ehesten als arterielle Spasmen zu deuten. Das entspricht auch angiographischen Untersuchungen aus unserem Berliner Arbeitskreis (MÜLLER et al. 1969), die an Hunden durchgeführt wurden; entweder zeigte der gesamte Gefäßbaum der punktierten Niere oder nur ein Ast in der Nähe der Punktion eine Engstellung, die manchmal nach 30 Minuten noch bestand. Der Gefäßspasmus kann zum einen die Reaktion auf das mechanische Trauma schlechthin sein, zum anderen gewissermaßen eine Schutzreaktion bei Arterienverletzung (s. Abschnitt Blutungen).

Pathologisch-anatomisch fanden wir die ganze Skala der bekannten Durchblutungsstörungen, allerdings konnten wir — trotz eingehender Suche — nur in wenigen Fällen die Ursache für die entsprechenden Veränderungen nachweisen (vgl. Abb. 30). Dennoch glauben wir nicht, daß Gefäßspasmen in unserem Fall Dauerfolgen hinterlassen (etwa im Sinne des „funktionellen Infarktes", vgl. STAEMMLER 1957), wie sie im Experiment nach vorübergehender Arterienabklemmung schon vielfach erzeugt und eingehend studiert wurden (KETTLER 1950, 1952, SHEEHAN u. DAVIS 1959, 1960). Wir meinen eher, daß uns die meisten Gefäßläsionen entgangen sind; nach der Ausdehnung der Bezirke mußte es sich meist um mittlere Gefäße handeln. Besonders die intrarenalen Venen sind beim Kaninchen so zartwandig, daß sie von SHEEHAN und DAVIS (1960) als sinusoidale Räume bezeichnet werden. Sofern noch ein Hämatom besteht oder die Organisation eines Bezirkes abläuft, ist die Erkennung einer Venenruptur nur als Glücksumstand anzusehen. Gerade der Blutfluß in den Venen dürfte aber bei einem Trauma in Gefäßnähe besonders leicht zu behindern sein, z. B. durch ein stärkeres Hämatom, durch Thrombose oder Narbenzug (im Rahmen der Wundheilung). Im allgemeinen scheinen diese sekundär-traumatischen Veränderungen bei der umschriebenen Läsion eine geringere Rolle zu spielen als

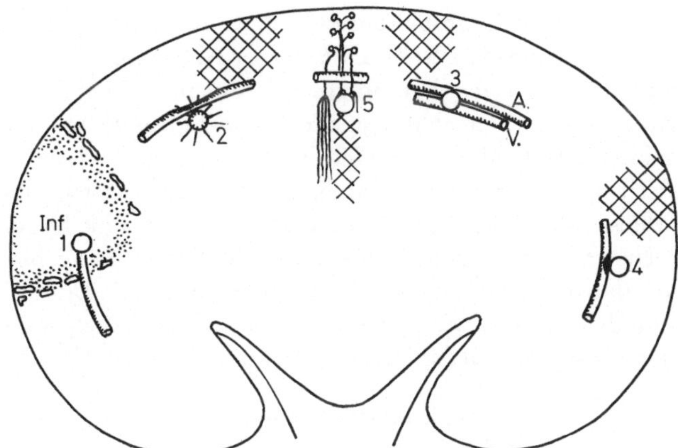

Abb. 31. Schema einer Kaninchenniere im Längsschnitt. Punktionskanäle 1—5 im Querschnitt. Mögliche Gefäßveränderungen als Punktionsfolgen.
1 Völlige Unterbrechung
2 Lumeneinengung durch narbige Schrumpfung des benachbarten Pk
3 Arteriovenöse Fistel bei gleichzeitiger Verletzung von Arterie und Vene
4 Lumeneinengung durch Thrombose bei unmittelbar benachbartem Pk
5 Unterbrechung mehrerer Gefäßbüschel im Nierenmark
Bei Inf Aufbau eines Infarktes angedeutet mit völliger Nekrose im Zentrum, Subinfarkt am Rande (punktiert) und einigen nephrohydrotischen Kanälchen in der Nachbarschaft. Im übrigen Kennzeichnung der durchblutungsgestörten Bezirke durch Schraffur

nach schwerem Nierentrauma beim Menschen (KÖNN u. MEISER 1968). Die verschiedenen Möglichkeiten der primären Gefäßverletzungen bzw. sekundärer Läsionen haben wir in Abb. 31 schematisch dargestellt.

Wenn der Nachweis der Gefäßläsion nicht gelingt, so kann es in vielen Fällen schwer sein, von der beobachteten Parenchymveränderung auf die Art der Durchblutungsstörung rückzuschließen. Während für den anämischen Infarkt wohl stets eine Unterbrechung der Blutzufuhr die Ursache darstellt, kann der hämorrhagische Infarkt nicht nur durch Blutabflußstörung, sondern auch durch arteriellen Verschluß zustande kommen (STAEMMLER 1957); gerade beim Kaninchen sollen die zahlreich vorhandenen Kollateralen die Entstehung von roten Infarkten begünstigen (SHEEHAN u. DAVIS 1959). Am schwierigsten ist die Entscheidung bei den unvollständigen Durchblutungsstörungen im Spätstadium, da die chronische Venendrosselung ganz ähnliche Gewebsveränderungen (Tubulusatrophie, Schrumpfung des Gewebes, Erhaltung und Zusammenrücken der Glomerula; vgl. MANN 1960, STAEMMLER 1957, ZOLLINGER 1966, eigene Untersuchungen[1]) hervorruft, wie sie vom Subinfarkt bekannt sind. Daher haben wir bei den statistischen Auswertun-

---

[1] Präparate experimenteller Untersuchungen hat mir Herr Dr. H. ECKERT dankenswerterweise zur Einsicht überlassen

gen die unvollständigen Durchblutungsstörungen auch nicht in arterielle und venöse aufgliedern können (s. S. 74 u. 76; ferner Abb. 32 u. 33).

Die unter ff) skizzierten Veränderungen sind mit Sicherheit auch Ausdruck unvollständiger Durchblutungsstörungen; SHEEHAN und DAVIS beschrieben massenhaft hyaline Zylinder in der Intermediärzone sowohl in der ersten Zeit nach Nierenvenendrosselung (1960) als auch nach temporärer Ischämie (1959). Möglicherweise liegen diesem Befund auch bei uns unterschiedliche Ursachen zugrunde (längerdauernde Spasmen, venöse Abflußbehinderung durch kleine intrarenale Hämatome u. a.). Da bei unseren Tieren gewöhnlich stärkere Zellveränderungen fehlten, halten wir diese Befunde bei den meisten Fällen für vorübergehend und reversibel.

c) Zusammenfassung

Nach Nierenpunktion können die verschiedensten klassischen Durchblutungsstörungen beobachtet werden, zum Teil auch in Kombination. Obwohl nur selten eine Gefäßverletzung nachweisbar ist, wird doch in der Regel eine Beeinträchtigung des Blutzu- bzw. -abflusses durch das Trauma oder dessen Folgen angenommen. Temporäre Durchblutungsstörungen scheinen häufig vorzukommen.

3. Sonstige Punktionsfolgen

Versehentliche *Punktion anderer Organe* kam bei den unter Sicht punktierten Ratten und Hunden aus methodischen Gründen nicht vor, dagegen gelegentlich bei den Blindbiopsien (s. auch S. 87). Bei einem Kaninchen sahen wir eine massive einseitige Nebennierenblutung mit Zerstörung fast des gesamten Organs.

Bei den blind punktierten Ratten wurde manchmal ein *Nierenriß* beobachtet, was wir im wesentlichen darauf zurückführen, daß das kleine Organ schlecht manuell zu fixieren ist und den Fingern während des Eingriffs entschlüpfen kann. Bei Kaninchen kam der Befund sehr selten vor (s. Abb. 29). In der Regel sind eine erhebliche Blutung und Durchblutungsstörungen die Folge. Ein kleiner *Leberriß* kam bei 1 Kaninchen und 2 Ratten vor.

C. Häufigkeit der wichtigsten Punktionsfolgen

1. Kaninchen

a) Ergebnisse

aa) Letalität

Von den 168 Kaninchen, die insgesamt 682mal punktiert worden waren, kamen 11 Tiere ad exitum, das entspricht einer Letalität von 6,5 $\left(\frac{13,2}{3,0}\right)$ %. Bezieht man auf die Zahl der durchgeführten Eingriffe, so ist die Rate der tödlichen Komplikationen nur $1{,}6\left(\frac{4{,}2}{0{,}8}\right)$ %. 6mal war der Exitus letalis unmittelbar im Anschluß an den Eingriff durch Überdosierung des Hexobarbitals erfolgt. 2 Tiere verbluteten ($1\times$ Hämaskos, $1\times$ Nierenriß, s. Abb. 29). Ein Kaninchen hatte eine Peritonitis; bei den beiden restlichen Tieren konnte autoptisch keine eindeutige Todesursache ermittelt werden. Schließlich wurde vorzeitig ein an Pleuraempyem erkranktes Tier getötet.

bb) Lokale Punktionsfolgen in der Niere

Eine Auswertung der Folgen nach 100 Punktionen (U. SCHREIBER 1969) ergibt die aus Abb. 32 ersichtliche Frequenz an den wichtigsten Folgen.

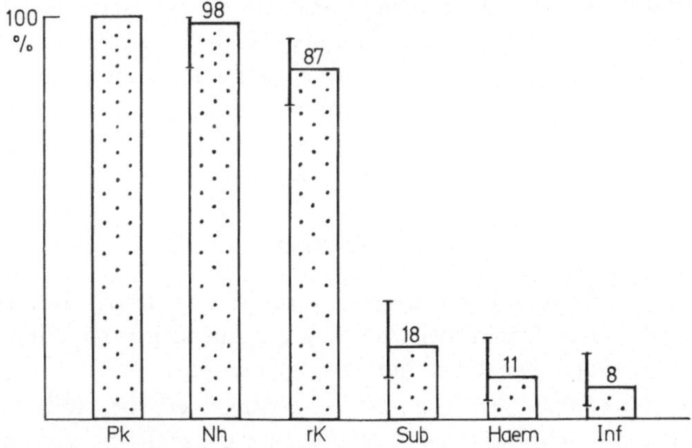

Abb. 32. Häufigkeit der lokalen Punktionsfolgen bei Kaninchen. Pk = Punktionskanal, Nh = Nephrohydrose, rK = roter Keil, Sub = alle unvollständigen Durchblutungsstörungen, Haem = ausgedehnte intra- und/oder extrarenale Hämatome, Inf = Infarkt

Es fällt eine beträchtliche Differenz zwischen den „charakteristischen Befunden" (Pk, Nh, rK) und den übrigen „Komplikationen" auf (vgl. S. 10 f.).

Wie bereits auf Seite 57 f. mitgeteilt ist, sind die charakteristischen Folgen der Nierenpunktion von der Lage des Punktionskanals abhängig. SCHREIBER hat bei den 100 ausgewerteten Fällen die Lage des Pk auf der Medianschnittebene registriert und dies als „Scheitelpunkt" bezeichnet; da die Punktionen in dorsoventraler Richtung — also senkrecht zur Medianebene der Niere — erfolgten, liegt dieser Punkt des Pk der Papillenspitze am nächsten. Es hat sich gezeigt, daß sich dieser Scheitelpunkt nur bei 2 Fällen in der Rinde befindet, im übrigen stets im Mark oder an der Rinden-Mark-Grenze; am häufigsten liegt der Scheitelpunkt in der Markaußenzone (59mal). Diese Verhältnisse erscheinen bedeutungsvoll für die Häufigkeit einiger Punktionsfolgen und die Breite des Nh-Bezirkes.

Die größte Breite des Nh-Bezirkes wurde auf der Nierenoberfläche gemessen. Am häufigsten kommen schmale Nh-Bezirke vor; bei $^3/_4$ aller Fälle betrug die größte Breite 2 mm. Nur bei 9% war der Bezirk breiter als 3 mm; die größte beobachtete Ausdehnung war 10 mm (bei einer Gesamtlänge der Niere von Pol zu Pol von 35 mm. — Es überwiegen die schmalen Nh-Bezirke, wenn die Scheitelpunkte in der Rinde oder im Außenstreifen der Markaußenzonen liegen, während zur Papillenspitze hin die breiten Bezirke zunehmen.

In diesem Zusammenhang ist auch zu berichten, daß die früheste Beobachtung der Nephrohydrose auf der Nierenoberfläche für schmale Bezirke (bis 2 mm) schon innerhalb des ersten Tages post punctionem erfolgte, für die großen Nh-Bezirke (über 2 mm) erst nach 3 Tagen.

Durchblutungsstörungen wurden zwar etwas gehäuft gefunden, wenn der Scheitelpunkt des Pk in der Gegend der Mark-Rinden-Grenze lag; Beziehungen zu Größe und Form des jeweiligen durchblutungsgestörten Bezirkes — ähnlich den Verhältnissen beim Nh-Bezirk — ließen sich aber nicht ableiten. Demgegenüber war häufig eine Koppelung mit einer ausgedehnten Blutung in der Niere oder Umgebung vorhanden.

b) Diskussion

Das Risiko des *tödlichen Ausganges* ist bei vorsichtig durchgeführter Narkose und einiger Übung der Punktion auffallend gering. Wir punktierten Einzeltiere bis zu 10mal, was gut vertragen wurde.

Lokale Punktionsfolgen kommen bei jedem Tier vor, auch außerhalb des eigentlichen Punktionskanals. Es gibt eine ganze Reihe von möglichen morphologischen Folgen, die fast alle auf die Unterbrechung von Kanälchen und/oder Gefäßen zurückzuführen sind. Da bei *jeder* Punktion Tubuli und Sammelrohre unterbrochen und im Rahmen der Wundheilung *nicht* wieder vereinigt werden, wird auch stets die Vorbedingung für eine Nephrohydrose der glomerulumwärts gelegenen Tubulusabschnitte geschaffen, sofern diese Teile nicht anderweitig geschädigt sind. Lediglich bei gleichzeitiger schwerer Durchblutungsstörung, z. B. einem Infarkt, dieses Gebietes wird nicht weiter Harn bereitet. Daher haben wir eine Nephrohydrose nicht bei 100% der Fälle gefunden. Sofern eine Punktion durch das Mark verläuft, werden auch stets gleichzeitig zahlreiche Vasa recta durchtrennt; zusammen mit der Kanälchenunterbrechung wird somit die Bedingung für die Ausbildung eines roten Keiles geschaffen. Da die Kaninchenniere eine schmale Rinde (2—3 mm dick) besitzt, gelangt man fast in jedem Fall ins Nierenmark, wenn man etwa senkrecht zur Oberfläche in das Organ einsticht. Nur bei sehr spitzem Winkel zwischen Oberfläche und Kanüle ist das nicht der Fall; eine solche Punktionsrichtung kommt kaum vor, da man mit der vorn nur wenig angeschrägten Menghini-Nadel das Organ nur schwer schräg anstechen kann, ohne abzugleiten und die Niere oberflächlich anzureißen. Das erklärt, daß sich der Scheitelpunkt nur selten in der Rinde befindet. Der rote Keil kommt nicht zur Ausbildung, wenn er in einem Gebiet anderer Durchblutungsstörungen liegt (ausgedehnte anämische Nekrose, hämorrhagische Infarcierung).

Wir fanden, daß der Nh-Bezirk an der Nierenoberfläche um so breiter ist, je näher der Scheitelpunkt zur Papillenspitze hin liegt (s. S. 58 f.). Auch das ist gut erklärlich. Das gesamte System der Harnkanälchen konvergiert zur Papillenspitze hin, was vor allem durch die mehrfache Vereinigung von je 2 Sammelrohren zustande kommt. In der Nähe der Papillenspitze wirkt sich die gleich große Läsion auf ein viel größeres Zustromgebiet aus als in der Markaußenzone. Andererseits dauert es im ersten Fall länger, bis sich die Nephrohydrose bis in den subkapsulären Bereich erstreckt, so daß die breiten Bezirke auch erst später beobachtet werden als die schmalen.

Die klassischen Durchblutungsstörungen kommen nur vor, wenn ein Gefäß verletzt wird oder indirekt durch Punktion in seiner Nachbarschaft Veränderungen erfährt (Thrombose, Narbenschrumpfung u. ä.). Aus diesem Grunde ist das Vorkommen von Durchblutungsstörungen zufallsabhängig; das gilt auch für die Größe und Ausdehnung der entsprechend veränderten Bezirke. Eine gewisse Häufung besteht, wenn der Scheitelpunkt des Pk in der Rinden-Mark-Grenze liegt, weil dann die Zone der großen Gefäße tangential durchstoßen wird und eine größere Wahrscheinlichkeit für eine Gefäßverletzung besteht. Bei weit peripher erfolgender Punktion (Scheitelpunkt in der Rinde) treten zwar fast regelmäßig Durchblutungsstörungen auf; ihre Ausdehnung ist jedoch gering, da höchstens kleine Gefäße getroffen werden können. In allen anderen Fällen besteht die Möglichkeit der Verletzung eines großen Gefäßes. Die größten Ausfälle werden selbstverständlich bei Läsion eines Hilusgefäßes beobachtet (evtl. sogar Totalinfarkt).

Die Häufigkeit der Verletzung des Nierenbeckens wurde nicht ausgewertet, da die durchgeführte Bearbeitung der Nieren ein einwandfreies Ergebnis nicht erwarten ließ. Nach unseren zufällig erhobenen Befunden gelangt man sicherlich nicht ausgesprochen selten bei der Punktion mit ins Nierenbecken (besonders durch Verletzung der Kelchwand oder der Papillenoberfläche).

c) Zusammenfassung

Bei Kaninchen ist die Letalität nach dem Eingriff sehr niedrig. Es treten aber stets lokale Punktionsfolgen auf, die über den eigentlichen Gewebsdefekt hinausgehen. Nephrohydrose und roter Keil kommen stets vor, wenn nicht eine Überlagerung durch schwere Durchblutungsstörungen vorliegt; beim roten Keil ist als weitere Vorbedingung erforderlich, daß der Pk durch das Nierenmark verläuft. Wesentlich seltener kommen die verschiedenen Formen der Durchblutungsstörungen vor, die auf die Verletzung oder indirekte Schädigung größerer Gefäße zurückgehen. Ausgedehnte Blutungen werden nur bei direkter Gefäßläsion beobachtet, kommen daher selten vor, aber in der Regel gemeinsam mit schweren lokalen Durchblutungsstörungen.

Große Blutungen und Durchblutungsstörungen sind zufallsbedingt, während die Ausdehnung der Nephrohydrose von der Lage des Punktionskanals abhängt; meist ist der Nh-Bezirk schmal.

2. Ratten

Bei dieser Species wurden insgesamt 3 Punktionsmethoden versucht (s. S. 5), von denen die extraperitoneale Punktion unter Sicht von dorsal keine Vorteile aufwies und daher bald fallen gelassen wurde. Die beiden anderen Methoden wurden systematisch getrennt ausgewertet (GUDDAT 1968) und zeigten sehr unterschiedliche Ergebnisse im Hinblick auf Letalität und Häufigkeit der lokalen Folgen, so daß das Material nicht gemeinsam, sondern entsprechend der angewandten Methode getrennt ausgewertet wird.

a) Ergebnisse

aa) Letalität

Von den 25 Ratten mit Blindbiopsie wurden alle 60 Eingriffe überstanden, also 100 $\left(\frac{100}{92}\right)$ %. Von den 65 Ratten mit Punktion bei Laparotomie verstarben 8 spontan, d. h. 12 $\left(\frac{26}{5}\right)$ %. Von insgesamt 193 Punktionen wurden 176 gut überstanden, d. h. 91 $\left(\frac{94}{87}\right)$ %.

Bezogen auf die Zahl der Laparotomien verliefen 113 von 121 Eingriffen ohne tödliche Komplikation (93%).

Der Exitus letalis war in allen Fällen während (Narkosezwischenfälle) oder nach dem ersten Eingriff erfolgt; alle Tiere hatten ein niedriges Gewicht (100 bis 180 g). 6 dieser 8 Ratten gehörten zu den ersten Tieren, an denen die Operationsmethode erarbeitet wurde. In einem Fall wurde 2 Tage post punctionem eine diffuse Peritonitis festgestellt. Die größeren Tiere überstanden bis 5 Laparotomien mit maximal 7 Punktionen.

bb) Lokale Punktionsfolgen in der Niere

Die Häufigkeit der wichtigsten Folgen ist in Tabelle 3 wiedergegeben, wobei die Werte der beiden Punktionsarten gegenübergestellt und signifikante Unterschiede gekennzeichnet sind. Hiernach ergibt sich folgendes:

In beiden Gruppen kommt sehr oft eine Nephrohydrose vor (keine Signifikanz); doch ist in Gruppe A die Kombination mit Infarkt und/oder unvollständigen Durchblutungsstörungen eindeutig häufiger, während die Nephrohydrose ohne Durchblutungsstörungen signifikant seltener als in Gruppe B ist (vgl. Abb. 33).

Anämische Infarkte und/oder unvollständige Durchblutungsstörungen kommen in Gruppe A mit Sicherheit häufiger vor; auch wurden nur in dieser Gruppe Totalinfarkte und Risse der Niere sowie Verletzungen anderer Organe beobachtet.

Der rote Keil ließ sich aus äußeren Gründen nicht exakt auswerten.

Tabelle 3. *Häufigkeit der pathologisch-anatomischen Folgen bei der Ratte nach Nierenblindpunktion (A) und transperitonealer Punktion unter Sicht (B)*

	Gruppe A (50 Punktionen)	Gruppe B (110 Punktionen)
Nephrohydrose (insgesamt)	43	99
davon ohne Durchblutungsstörungen [a]	17	78
mit Infarkt [a]	16	14
mit unvollständigen Durchblutungsstörungen [a]	10	7
Infarkt (insgesamt) [b]	20	23
davon ohne Nephrohydrose	4	9
Totalinfarkt der Niere	2	0
unvollständige Durchblutungsstörungen (insgesamt) [a]	13	9
davon ohne Nephrohydrose	3	2
Durchblutungsstörungen (insgesamt) [a]	33	32
Nierenriß	2	0

[a] Statistisch signifikante Differenz für Irrtumswahrscheinlichkeit von 0,01
[b] Signifikanz für 0,05

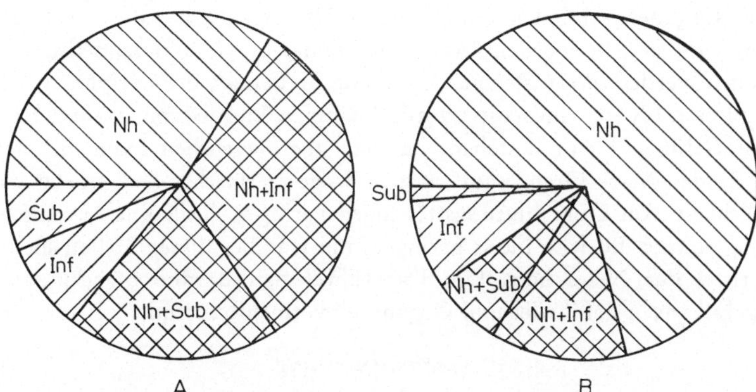

Abb. 33. Häufigkeit der lokalen Punktionsfolgen nach 2 unterschiedlichen Punktionsmethoden bei Ratten (vgl. Tabelle 3). A = Gruppe mit Nierenblindpunktion, B = Gruppe mit Punktion unter Sicht (Laparotomie), Nh = Nephrohydrose, Inf = Infarkt, Sub = alle unvollständigen Durchblutungsstörungen. (Sehr kleine durchblutungsgestörte Bezirke am Ein- bzw. Ausstich und einzelne nephrohydrotische Kanälchen im Randgebiet von Durchblutungsstörungen sind nicht erfaßt.)

b) Diskussion

Da die Rattenniere wesentlich kleiner ist als die Kaninchenniere und das Kaliber der Kanüle nicht in gleichem Maße geringer gewählt werden kann, stellt die Punktion für die Ratte ein größeres Trauma dar; entsprechend sind auch mehr Komplikationen zu erwarten. Das Ergebnis der Gegenüberstellungen (s. Abb. 33 und Tab. 3) zeigt jedoch, daß die Häufigkeit der Punktionsfolgen auch von der Art des Eingriffs abhängt.

Die *Nierenblindpunktion* stellt einen harmlosen Eingriff dar, der von den Tieren ohne Schwierigkeit überstanden wird, u. U. sogar bei schwereren lokalen Folgen. Diese Methode ist aber technisch schwieriger durchzuführen (DITSCHERLEIN et al. 1968), da die kleinen Nieren durch die Bauchdecke hindurch nur schlecht manuell fixiert werden können und bei der eigentlichen Punktion den haltenden Fingern leicht entgleiten. Hierbei können dann Organrisse entstehen. Die geringe Organgröße und die schlechte Fixierbarkeit bedingen auch, daß man tatsächlich „blind“ punktiert; man kann schlecht lokalisieren und durchsticht meist die Niere, so daß auch eine Verletzung anderer Organe (Pankreas, Darm, Milz, Leber) leicht möglich ist.

Anders liegen die Verhältnisse bei der *Punktion unter Sicht bei eröffneter Bauchhöhle.* Hier besteht zwar ein etwas größeres Risiko des letalen Ausgangs, da die Operation eine größere Belastung darstellt. Bei geübter Technik und Verwendung größerer Tiere kann die Letalität sicherlich niedriger gehalten werden. Die entscheidenden Vorteile dieser Methode bestehen darin, daß die Niere gut fixiert und gezielt gegen das feste Widerlager der hinteren Bauchwand punktiert wird. Dadurch werden Organrisse und die Verletzung anderer Organe vermieden und stärkere Blutungen können — z. B. durch Gelaspon — gestillt werden. Auch eine Punktion des Nierenbeckens kann umgangen werden, doch ist eine Verletzung im Bereich der peripheren Kelche nicht ausgeschlossen. Auch die zufallsabhängige Läsion von größeren intrarenalen Gefäßen bleibt bestehen; da man aber versuchen kann, die gefäßreiche Rinden-Mark-Grenze auf kurzem Wege zu durchstoßen, ist die Wahrscheinlichkeit von Durchblutungsstörungen geringer. Schließlich ist die Ausdehnung solcher Bezirke meist geringer; nie war bei diesen Fällen mehr als ein Drittel der Niere betroffen. Das führen wir darauf zurück, daß die Hilusgefäße nicht gefährdet und Organrisse vermeidbar sind.

c) Zusammenfassung

Bei Ratten sind Durchblutungsstörungen nach Punktion häufiger als bei Kaninchen, doch besteht ein deutlicher Unterschied in Abhängigkeit von der Punktionsmethode. Die *Punktion unter Sicht bei Laparotomie* läßt seltener (und weniger ausgedehnte) Durchblutungsstörungen entstehen als die *Nierenblindpunktion;* dafür besteht bei der erstgenannten Methode ein gewisses Risiko des tödlichen Ausganges. Die Nephrohydrose zeigt keine echte Häufigkeitsdifferenz bei beiden Verfahren und kommt praktisch ebenso oft vor wie bei Kaninchen.

V. Punktionsfolgen beim Menschen

Trotz der großen Zahl von Nierenbiopsiebeurteilungen durch unser Institut verfügen wir im Obduktionsgut nur über wenige Fälle mit vorangegangener Punktion. Daher werden bewußt entsprechende Literaturangaben relativ ausführlich zitiert. Wegen der großen praktischen Bedeutung der klinischen Komplikationen können auch diese nicht übergangen werden.

A. Tödliche Zwischenfälle

1. Mitgeteilte Befunde

Auf dem CIBA Foundation Symposium on Renal Biopsy 1961 wurde unter anderem über die Komplikationen nach Nierenbiopsie diskutiert. Von den Anwesenden, die alle bereits ausgedehnte Erfahrungen hatten und zusammen mehr als 5000 Punktionen vorgenommen hatten, wurde keine einzige selbst beobachtete tödliche Komplikation angegeben, obwohl HAMBURGER berichtete, von 4 nicht publizierten Fällen in 4 verschiedenen Ländern Kenntnis zu haben. Dennoch existierten schon um diese Zeit einige Veröffentlichungen über tödliche Zwischenfälle. In seiner umfangreichen Literaturzusammenstellung über 5716 Punktionen gibt KOLLWITZ (1961) 8 Fälle an, die kurz nach der Punktion verstarben; aber nur 4mal soll ein direkter Zusammenhang mit dem Eingriff bestanden haben. SCHÜTTERLE und FRITSCH (1965) stellten anläßlich einer eigenen tödlichen Komplikation 14 bis zu diesem Zeitpunkt publizierte Fälle zusammen [1] und wiesen auf 5 weitere nicht veröffentlichte Todesfälle hin (von einem hatten sie selbst Kenntnis, ferner Diskussionsbemerkung HAMBURGERS, s. oben); in einigen zitierten Publikationen wurde der ursächliche Zusammenhang zwischen Punktion und Exitus letalis offen gelassen oder abgelehnt.

Der Zusammenstellung können noch einige weitere Fälle hinzugefügt werden:

SLOTKIN und MADSEN (1962) erhielten von 70 befragten Urologen der USA die Mitteilung über 4 Todesfälle unter 5000 Biopsien (keine weiteren Angaben).

FAIRLEY und KINCAID-SMITH (1962) berichteten über ein achtjähriges Mädchen mit infauster Prognose bei Glomerulonephritis, das 2 Wochen post punctionem an

---

[1] ALWALL 1952, REUBI 1954, ZELMAN 1954, SCHREINER und BERMAN 1957, BRUN und RAASCHOU 1958, DE LA PENA et al. 1958, KLEINSCHMIDT und SOLBACH 1959, KESSELRING und ZOLLINGER 1960, MOSER 1960, YAMOUCHI et al. 1960, SARIN und MISRA 1961, HEALY et al. 1963, SAMELLAS 1964.

einer erheblichen Blutung aus einer A. arcuata starb. Infolge hochdosierter Steroid-
therapie war es kaum zu einer Organisierung des Hämatoms rings um das lädierte
Gefäß gekommen, und im Rahmen einer Dialyse war die letzten 10 Stunden vor
dem Tode Heparin appliziert worden.

HAMPERS und PRAGER (1964) beschrieben einen 47jährigen Hypertoniker mit
chronischer Pyelonephritis, der nach der Punktion kurzzeitig Makrohämaturie hatte,
aber sonst unauffällig war. Am 10. Tag wurde wegen frischer Blutung offenbar aus
vitaler Indikation eine Nephrektomie durchgeführt; es lag eine retro- und intraperitoneale Blutung vor, die aus dem Bereich des unteren Nierenpols stammte, ohne
daß die Blutungsquelle genauer lokalisiert werden konnte. 5 Tage später peritoneale
Reizung, Fieber, Ileus und Exitus letalis (keine Obduktion).

NATUSCH und MARX (1965) erwähnten einen Todesfall (59jähr. Mann), der in
unserem Institut obduziert wurde (SNr. 556/64; Tab. 5, Fall 1). 2 Tage post punctionem wurde eine Nephrektomie der kontralateralen Niere wegen Pyelonephritis
mit Hochdruck vorgenommen. Nach anfangs komplikationslosem Verlauf traten
Symptome auf, die an eine Hirnembolie denken ließen, so daß hochdosiert Anticoagulantien gegeben wurden. 8 Stunden später Tod durch Kreislaufversagen. Obduktion: Ausgedehntes frisches retroperitoneales Hämatom vom Zwerchfell bis zum
kleinen Becken auf der Seite der Punktion. Außerdem 2 nicht mehr ganz frische,
runde, etwa walnußgroße Hämatome, das eine im perirenalen Bindegewebe, das
andere teils intra-, teils extrarenal gelegen; in Nachbarschaft des intrarenalen Häm-
atomteiles mehrfach nekrotische Gewebspartien. Trotz sorgfältiger Präparation kein
verletztes größeres Gefäß auffindbar. Auf der Nierenoberfläche im Bereich der
Hinterwand bleistiftdicker Defekt. Histologisch übliches Bild eines Punktionskanals
nach wenigen Tagen; in den Tubuluslichtungen rings um den Pk massenhaft
Erythrocyten. Vom Kliniker wurde der Operation und der späteren Behandlung
mit Anticoagulantien eine wesentliche Bedeutung für die Entstehung des Hämatoms
beigemessen (kein weiterer tödlicher Zwischenfall unter bisher 1600 Biopsien).

SCHEWITZ et al. (1965) beobachteten bei einer 34jährigen Graviden mit
Eklampsie ein perirenales Hämatom bei Läsion einer A. arcuata. Während der
Operation Tod durch Herzstillstand.

DITTRICH (1966) verlor (unter 610 Punktionen) einen Patienten durch Makrohämaturie und Entwicklung einer terminalen Septicopyämie bei abscedierender
Pyelonephritis.

ZOLLINGER (1966) erwähnt neben der bereits publizierten tödlichen Komplikation (KESSELRING und ZOLLINGER 1960) einen 2. Fall mit Exitus letalis, der post
punctionem ungenügend beobachtet wurde.

LEE et al. (1967) beobachteten (unter 950 Punktionen) 2 Todesfälle. Bei dem
einen Fall wurde nach 2 erfolglosen Blindpunktionsversuchen eine Biopsie unter
Sicht durchgeführt; bald darauf Exitus letalis. Allerdings konnte ein Myokard-
infarkt nicht ausgeschlossen werden (Sektionsverweigerung). — Bei einer jungen
Frau (histologisch Zeichen einer malignen Hypertonie) wurde erst beim 5. Versuch
Gewebe gewonnen. In der Folge Hypotonie und Makrohämaturie. Beim Versuch
der Operation Herzstillstand, darauf Herzmassage. Autoptisch beträchtlicher Riß
im unteren Nierenpol sowie (auf die Herzmassage bezogene) Leberruptur.

2. Diskussion

Insgesamt sind uns 32 Fälle von tödlicher Komplikation in zeitlichem
Zusammenhang mit einer Biopsie bekannt geworden; sicherlich ist hiervon
in einigen Fällen der Eingriff nicht die (alleinige) Ursache für den Exitus
letalis. Andererseits erscheint es uns ziemlich sicher, daß es eine Reihe wei-

terer Todesfälle gibt, die nicht publiziert wurden. In der überwiegenden Zahl der mitgeteilten Fälle hatte eine beträchtliche Blutung zum Exitus letalis geführt, meist in Form eines sehr ausgedehnten retroperitonealen Hämatoms, in Einzelfällen mit Durchbruch in die Bauchhöhle. Nur ausnahmsweise war eine Anurie oder Septicopyämie die Todesursache.

Für die ausgedehnten Blutungen wurde nur in wenigen Fällen ein verletztes Gefäß als Blutungsquelle gefunden, obwohl sicher von einer Reihe von Untersuchern sehr sorgfältig danach gefahndet wurde. Es ist zwar zu betonen, daß die Suche nach der Läsion eines kleinkalibrigen Gefäßes sehr mühevoll ist und vergeblich sein kann. Dennoch ist zu erwarten, daß in solchen Fällen ein umschriebener Nierenbezirk schwere Durchblutungsstörungen (z. B. anämischen oder hämorrhagischen Infarkt) zeigt, sofern der Tod nicht schon binnen einiger Stunden nach der Gefäßverletzung eintritt. Da die meisten Untersucher umschriebene Durchblutungsstörungen offenbar nicht beobachteten, dagegen vielfach vermehrte Blutungsneigung, Hypertonie und/oder Arterio-Arteriolosklerose bei den entsprechenden Patienten bestanden, wird in der Regel diesen Bedingungen die Hauptschuld zugeschrieben. Dies ist durchaus plausibel, da die Durchblutungsgröße der Niere hoch ist und in der Rinde, die bei erfolgreicher Punktion in erster Linie verletzt wird, immer zahlreiche Arteriolen und Venolen und wahrscheinlich auch eine Reihe von Interlobulargefäßen eröffnet werden — ganz abgesehen vom capillären Stromgebiet. Bei den obengenannten krankhaften Bedingungen ist daher eine protrahierte Blutung aus der Nierenwunde und damit ein unter Umständen beträchtlicher Blutverlust verständlich; das gilt besonders beim Vorliegen eines Risses im Nierenparenchym, wie z. B. beim 2. Fall von LEE et al. Übrigens ergibt sich aus dieser Beobachtung auch die Konsequenz, von mehrfachen Punktionsversuchen in einer Sitzung abzusehen, wenn mit einer erhöhten Blutungsneigung zu rechnen ist. Selbstverständlich können sich Anticoagulantien (z. B. im Rahmen einer Dialyse) oder Corticosteroidtherapie (etwa bei Glomerulonephritis) ebenfalls sehr ungünstig auswirken (Fall FAIRLEY u. KINCAID-SMITH).

In diesem Zusammenhang sollen kurz die *Kontraindikationen* aufgezählt werden, auf die in vielen Berichten über Ergebnisse der Nierenbiopsie ausführlicher eingegangen wird. Von den meisten erfahrenen Klinikern werden genannt: ablehnende Haltung oder Inoperabilität des Patienten, hämorrhagische Diathese, anatomische oder funktionelle Einzelniere, Hydro- oder Pyonephrose, Cystenniere, Nierentumoren, perinephritischer Abszeß, schwere Anämie, Hypovolämie, fortgeschrittene Urämie, maligne Hypertonie, Nierenarterienaneurysma, Nierencalcinosen, Nierentuberkulose und Blutstauung in den Nieren. Von manchen Autoren werden — z. T. verschiedene — Bedingungen nur als relative Kontraindikation angesehen. ZENKER und FISCHER (1967) nennen auch organische Anfallsleiden als relative Kontraindikation und empfehlen hier kurze intravenöse Narkose.

Wie sich weiterhin mehrfach bei Zwischenfällen mit oder ohne tödlichen Ausgang herausstellte, war eine sorgfältige Überwachung nach dem Eingriff versäumt worden oder nicht lange genug erfolgt. Das ist besonders für die rechtzeitige Entdeckung von Spätblutungen wichtig. Eine über das übliche Maß hinausgehende Beobachtung post punctionem dürfte besonders bei den Fällen angebracht sein, die trotz relativer Kontraindikationen punktiert werden.

Obwohl ein gewisses Risiko bei Nierenpunktion nicht zu leugnen ist und sicherlich auch bestehen bleibt, ist doch eher mit einer Abnahme als mit einer Zunahme der Zahl schwerer Komplikationen zu rechnen. Ein wesentlicher Faktor ist die persönliche Übung und Erfahrung dessen, der den Eingriff vornimmt. Schon ARNOLD und SPARGO (1959) wiesen darauf hin, daß schwere Komplikationen meist in kleineren Untersuchungsserien vorkommen, während in den Nierenzentren mit langjähriger Biopsiepraxis diese Zahl gering ist. Daraus hat sich die Forderung ergeben, daß die Methode nur unter der Kontrolle eines Erfahrenen erlernt werden und dann in einer Hand bleiben soll, während die Gelegenheitspunktion abzulehnen ist.

Von ANKENMAN (1968) wird die chirurgische Gewebsentnahme u. a. bei erhöhter Blutungsgefahr empfohlen; doch beobachtete auch er perirenale Hämatome. Im Hôpital Necker in Paris wird seit langem routinemäßig die Punktion unter Sicht nach HAMBURGER durchgeführt, die bei kleinem Eingriff den Vorteil der sofortigen Erkennung und Stillung stärkerer Blutungen hat.

3. Zusammenfassung

Die Nierenpunktion birgt ein gewisses Risiko in sich. Von 32 veröffentlichten oder in Publikationen erwähnten tödlichen Komplikationen war der Eingriff sicherlich nicht in jedem Fall für den Exitus letalis verantwortlich. Von mehreren Untersuchern wird angegeben, daß eine relative Kontraindikation bestanden hatte oder die Beobachtung post punctionem nicht sorgfältig oder lang genug durchgeführt worden war. Meist war eine starke Blutung die Ursache für den Tod, wobei nur manchmal die Läsion eines größeren Gefäßes nachgewiesen werden konnte.

B. Klinisch beobachtete Komplikationen ohne tödlichen Ausgang

1. Mitgeteilte Befunde

Hierüber wird in den meisten Publikationen über Ergebnisse der Nierenbiopsie berichtet. Aufbauend auf der ausführlichen Literaturzusammenstellung von KOLLWITZ (1961) haben wir die neueren konkreten Zahlenangaben über Komplikationen in Tabelle 4 angeführt. Außer den darin erfaßten

Tabelle 4. *Häufigkeit der Komplikationen nach Nierenpunktion des Menschen (nach Literaturangaben)*

Sofern keine Zahlen angegeben sind, ist in den Originalen nicht ausdrücklich auf die entsprechende Komplikation eingegangen worden. Die Prozentzahlen sind nur beim perirenalen Hämatom auf 15 135 Fälle bezogen, sonst auf 10 135

Verfasser	Zahl der Punktionen	Makrohämaturie	Perirenales Hämatom	Oligurie bzw. Anurie	Schmerzen	Koliken	Erforderl. Transfusionen	Temperaturanstieg oder Infekt	Ileus	Schock
Kollwitz 1961 [a]	5 716	213	33 [b]	8	426	33	22	68	3	5
Slotkin u. Madsen 1962 [c]	5 000	(2—50%)	27		(5—10%)					
Phillippi et al. 1961	150	3	1		1	2	0		2	1
Chug et al. 1962	63		2							
Fairley u. Kincaid-Smith 1962	300	4	2		3	2	1			
Pearl et al. 1962	401	5	3		2		1	1		2
Kuhlmann 1963	338	3	2			2				
Tamura 1963	111	16		0	22		3	7		3
Muth 1965	500	19	2		2					
Natusch u. Marx 1965	310	22	2		41	4	0	16		
Schewitz et al. 1965 [d]	90	11	4							
Dittrich 1966	610	24	5		29	9				
Lee et al. 1967	950						10			
Thaler 1967	261	3	0	0	0	0	0	0	0	0
Zenker u. Fischer 1967	85					1				
Thieler et al. 1968	250	22	1		13	2				
Summe	15 135	345 (3,4%)	84 (0,56%)	8 (0,08%)	539 (5,3%)	55 (0,54%)	37 (0,37%)	92 (0,91%)	5 (0,05%)	11 (0,11%)

[a] Literaturzusammenstellung
[b] Weiterhin Berichte über 34 Hämatome durch mehrere Diskussionsredner auf dem CIBA Symposium on Renal Biopsy
[c] Umfrage in den USA
[d] Patientinnen während und nach der Schwangerschaft

Komplikationen gibt es noch einige weitere Angaben: Wiederholt wurde über eine *prolongierte Hämaturie* berichtet (KARK et al. 1955, 1958, LOUGHRIDGE 1957, PHILLIPPI et al. 1961, SAMELLAS 1964).

ACKERMAN und LIPSMEYER (1967) beschrieben einen Fall, bei dem es innerhalb von 9 Wochen zu 8 rekurrierenden Makrohämaturien gekommen war, die mehrfache Bluttransfusionen nötig machten. LEE et al. (1967) beobachteten bei einem Fall (mit autoptisch gesichertem hämorrhagischem Infarkt) 6 Wochen lang eine Makrohämaturie.

In einer Reihe von Fällen mit *perirenalem Hämatom* war eine *chirurgische Intervention* notwendig (SLOTKIN und MADSEN 1962: 15mal; ferner PARRISH und HOWE 1955, DELLER et al. 1959, FELTON und ANDRONACO 1959, SPARGO und ARNOLD 1959, CHUG et al. 1962, FAIRLEY und KINCAID-SMITH 1962, NATUSCH und MARX 1965, SCHEWITZ et al. 1965, LEE et al. 1967); bei etwa der Hälfte dieser Patienten wurde die Nephrektomie durchgeführt. Auch auf dem CIBA Foundation Symposium on Renal Biopsy wurden 3 Nephrektomien erwähnt (BRUN, JOEKES, RICH). In einer Reihe anderer Fälle waren Bluttransfusionen erfolgreich (vgl. Tab. 4). Gelegentlich wird eine perirenale Fibrose als Spätfolge nach erheblichem Hämatom beobachtet (CIBA Symposium, S. 373); OPPENHEIMER und GOLDMAN (1962) beschrieben auch einen Fall von periureteraler Fibrose einige Wochen post punctionem. Ein *Hämoperitoneum* wurde nur selten angegeben (ZELMAN 1954, KLEINSCHMIDT und SOLBACH 1959, SLOTKIN und MADSEN 1962), in den ersten beiden Fällen als tödliche Komplikation.

Im Gegensatz zu den größeren Blutungen wird sehr *häufig* eine *Mikrohämaturie* beobachtet (KARK und MUEHRCKE 1954, MUEHRCKE et al. 1955, SCHWIEBINGER und HODGES 1955, BRUN und RAASCHOU 1958, ARNOLD und SPARGO 1959, KLEINSCHMIDT und SOLBACH 1959, EGELI 1960, KOLLWITZ 1961, PEARL et al. 1962, TAMURA 1963, ZENKER und FISCHER 1967, THIELER et al. 1968; dagegen KUHLMANN 1963: nur 9,2%; NATUSCH und MARX 1965: 27,4%), so daß dieser Befund von den meisten Autoren gar nicht als Komplikation gewertet wird.

Außer den am häufigsten genannten Komplikationen sind aber eine ganze Reihe anderer bekannt: Übelkeit oder Erbrechen, abdominale Schmerzen, vorübergehende Hypotension, Pneumothorax, temporäre Funktionseinschränkung der Niere, Verletzung anderer Organe (s. S. 78) u. a.

Schließlich wurden in den letzten Jahren in zunehmendem Maße röntgenologisch festgestellte *arteriovenöse Fisteln* nach Nierenpunktion mitgeteilt (BEISEL et al. 1962, BOJSEN und KÖHLER 1962, FERNSTROM und LINDBLOM 1962, SLOTKIN und MADSEN 1962, BLAKE et al. 1963, SCHREINER 1963, FADHLI und DERRICK 1964, BENNETT und WIENER 1965, KAUFMAN et al. 1965, RAJASHEKHAR 1965, RILEY 1965, TURNER und JACOBSON 1965, McDONALD 1966, CURRAN et al. 1967, KELLY 1967, NILSSON und ROSS 1967, PAPADOPUOLOS und MANOLI 1967, SMITH et al. 1968, ZIMMERMANN

1968, OCHSNER und BUSCH 1969). NILSSON und ROSS berichteten über Fisteln nach doppelseitiger Biopsie bei einem Patienten mit Spontanheilung binnen weniger Wochen. BENNETT und WIENER beobachteten bei systematischer Untersuchung von 58 punktierten Patienten 9mal eine arteriovenöse Fistel (und 2mal ein Aneurysma). Andererseits konnten BLAKE et al. bei 60 sowie REMMERS und SARLES (1967) bei über 70 Patienten nach Nierenbiopsie keine Hinweise für das Vorliegen einer arteriovenösen Fistel finden.

2. Diskussion

Insgesamt ist eine beträchtliche Zahl verschiedener Komplikationen nach Nierenpunktion bekannt; ihre Häufigkeit ist unterschiedlich, auch variieren die von den verschiedenen Autoren angegebenen Prozentsätze erheblich (vgl. Tabelle 4). Hierfür gibt es mehrere Gründe, die vor allem in Unterschieden bezüglich der angewandten Methode, der persönlichen manuellen Übung und Erfahrung und der gewählten Kriterien zu suchen sind.

Beispielsweise ist bei Verwendung der Menghini-Nadel (KERR 1960, THALER et al. 1960, NATUSCH u. MARX 1965) eine geringere Läsion und damit auch Komplikationshäufigkeit zu erwarten als mit speziellen Nierenpunktionsbestecken. Auf die Wichtigkeit der ständigen Übung und großen Erfahrung zur Verringerung der Komplikationen wird im Schrifttum immer wieder hingewiesen (s. auch S. 82). Ungleiche Kriterien beziehen sich besonders auf die Registrierung von Schmerzen, Temperaturerhöhung, Dauer von Oligurie, Anurie, Hämaturie usw. Weiterhin gaben einige Autoren nur beiläufig an, daß keine oder keine schwereren Komplikationen beobachtet wurden. Eine genaue Analyse der Komplikationen führten nur manche Untersucher durch. Schließlich werden manche Komplikationen sicherlich nur bei einem Teil der Fälle festgestellt; z. B. können mäßig große Hämatome der klinischen Untersuchung entgehen, und arteriovenöse Fisteln sind nur durch besondere Methoden mit Sicherheit diagnostizierbar.

Diese Einschränkungen sind bei Bewertung der Zahlenangaben in Tabelle 4 zu berücksichtigen. Wenn wir den Durchschnittsprozentsatz errechnet haben, so soll damit nur ein sehr grober Eindruck vermittelt werden.

Auch bei den nicht tödlich verlaufenden Komplikationen spielt die *vermehrte Blutung* die Hauptrolle. Prinzipiell gilt das auf S. 81 Gesagte. Nach Tabelle 4 ist die *Makrohämaturie* die zweithäufigste Komplikation. Die angegebenen Zahlen dürften das wahre Vorkommen recht gut widerspiegeln, da dieser Befund leicht erfaßbar ist. Die Makrohämaturie tritt gewöhnlich kurz nach dem Eingriff auf und verschwindet nach 24 bis 48 Stunden. Über die Ursachen der Makrohämaturie wird im Schrifttum kaum etwas angegeben. Neben der erhöhten Blutungsneigung (aus verschiedensten Ursachen) kommen bestimmte Lokalbefunde in Betracht: Läsion eines intrarenalen Gefäßes, der Papillenoberfläche oder der Nierenbecken- bzw. -kelchwand bei gleichzeitiger Verletzung eines extrarenalen Gefäßes. Eine Makrohämaturie hat bisher nur in Ausnahmefällen eine Nephrektomie nötig gemacht. In diesem Zusammenhang sind auch die selten beobachteten Koliken zu nennen, deren Ursache meist abgehende Blutcoagula sind.

Das *perirenale bzw. retroperitoneale Hämatom* wird allgemein sehr ernst bewertet, zumal es in der Mehrzahl der Fälle mit letalem Ausgang gefunden wurde und gewöhnlich erst entdeckt wird, wenn es schon ein beträchtliches Ausmaß hat. Als Ursache kommt vor allem die Verletzung eines großen Gefäßes oder eine vermehrte Blutungsneigung in Betracht. Kleinere Hämatome sind sicherlich häufig, ohne bemerkt zu werden. Trotz der Einzelberichte über spätere perirenale bzw. periureterale Fibrose wird nach den bisherigen Obduktionserfahrungen die weitaus größte Zahl der perirenalen Hämatome resorbiert, ohne makroskopische Spuren zu hinterlassen.

Bei *Schock* oder *Abfall des Hämatokriten* ist vor allem an eine innere Blutung zu denken. Langanhaltende *Schmerzen* können ihre Ursache in einem intra- oder perirenalen Hämatom haben. Schließlich können auch *Übelkeit* und *Erbrechen* Hinweise auf Blutung sein (NATUSCH und KETTLER 1967).

Bei stärkeren Blutverlusten können *Bluttransfusionen* oder *chirurgische Intervention* lebensrettend sein. Daher ist die gute Zusammenarbeit mit einem Urologen eine Grundvoraussetzung für die Einführung der Nierenbiopsie in einer Klinik (NATUSCH und KETTLER 1967).

In der Pionierzeit der Nierenbiopsie wurde von manchen Autoren die Exacerbation einer Pyelonephritis durch den Eingriff gefürchtet. Größere Untersuchungsserien bei dieser Erkrankung (KIPNIS et al. 1955, BRUN und RAASCHOU 1960, 1961, BONOMINI und ZUCCHELLI 1961, THOMSEN 1961, KLEINSCHMIDT 1961, JAKOBSON und NEWMAN 1962, NATUSCH und KETTLER 1964) sind aber offenbar ohne derartige Komplikationen verlaufen; in der Regel handelte es sich allerdings um die chronische Pyelonephritis.

Anhang: Befunde in Biopsiematerial, die auf bestimmte Punktionsfolgen schließen lassen

Bestimmte Anteile in einem Punktat lassen darauf schließen, daß dieser Eingriff gewisse Folgen hinterlassen wird. Das gilt in erster Linie für das Vorkommen von *Teilen mittlerer oder größerer Gefäße.*

BEISEL et al. (1962) beobachteten in einem Punktat eine große intrarenale Arterie und bei der Obduktion des Falles 1 Jahr später eine große hämorrhagische Cyste. SCHÜTTERLE und FRITSCH (1965) hatten bei ihrem Fall mit tödlichem Ausgang einen Teil einer sehr großen Arterie im Zylinder gefunden, der — wie sich autoptisch herausstellte — von einem Hauptast der A. renalis stammte. KELLY (1967) hatte bei seinem Fall mit arteriovenöser Fistel im Biopsiematerial ebenfalls einen großen Arterienast festgestellt. LEE et al. (1967) sahen bei einigen Fällen mit Mikrohämaturie und/oder perirenalem Hämatom im Punktat Anteile von Gefäßen; in einem Fall wurde bei der Autopsie dann auch ein hämorrhagischer Infarkt gefunden.

Prinzipiell ist beim Vorliegen von Wandabschnitten größerer Gefäße im Punktionsmaterial mit einer Blutung und mit umschriebenen Durchblutungsstörungen zu rechnen, deren Ausdehnung sich nach dem Kaliber des verletzten Gefäßes richtet. Bei Gerinnungsstörungen ist sogar eine starke Blutung zu erwarten. Ort bzw. Richtung oder Blutung können aber nur in Zusammenhang mit den klinischen Befunden nach der Punktion festgestellt werden. Wenn gleichzeitig im Punktat ein Teil der Papillenoberfläche oder der Nierenbeckenwand vorliegt, ist eine Makrohämaturie am wahrscheinlichsten. Die Art der Durchblutungsstörung dürfte — nach den Ergebnissen der tierexperimentellen Untersuchungen — nicht sicher bestimmbar sein.

Nach unseren Erfahrungen kommen Anteile von mittleren Gefäßen in Punktaten keineswegs selten vor, so daß doch bei einem ganzen Teil der Fälle mit umschriebenen Durchblutungsstörungen gerechnet werden muß; daher ist erstaunlich, daß auch diese Fälle post punctionem klinisch meist komplikationslos verlaufen. Wir meinen daher, daß die Feststellung von Gefäßanteilen in einem Punktionszylinder nicht überbewertet werden sollte, wenn nicht klinische Symptome auf eine stärkere Blutung hinweisen.

Auch alle Nachbarorgane können versehentlich punktiert werden (Milz, Leber, Gallenblase, Pankreas, Darm, Nierenbecken, Gefäße; sehr selten Nebenniere oder Lunge), was meist keine Beschwerden verursacht und bei der histologischen Untersuchung zufällig festgestellt wird.

3. Zusammenfassung

Unter den klinischen Komplikationen werden am häufigsten Schmerzen und Makrohämaturie angegeben (meist bei einigen Prozent der Fälle). In geringerem Maße werden klinisch in Erscheinung tretende perirenale Hämatome, Nierenkoliken, Temperaturanstieg (unter $1^0/_0$) beobachtet, während Ileus, Schock, Oligurie oder Anurie ausgesprochen selten sind. Übelkeit oder Erbrechen, temporäre Funktionseinschränkung der Niere, versehentliche Punktion anderer Organe, Pneumothorax u. ä. haben praktisch wenig Bedeutung. Mittlere intrarenale Gefäße kommen relativ häufig in Punktionszylindern vor; in der Regel ist jedoch der weitere klinische Verlauf unauffällig. Es existiert eine Reihe kasuistischer Berichte über arteriovenöse Fisteln, von denen aber auch z. T. schon Selbstheilung beschrieben wurde. — Insgesamt spielen die vermehrten Blutungen die Hauptrolle, die bei einem Teil der Fälle Bluttransfusionen, gelegentlich sogar chirurgisches Eingreifen erforderlich machten.

C. Morphologische Untersuchungen menschlicher Nieren nach Punktion [1]

1. Mitgeteilte Befunde

Abgesehen von den pathologisch-anatomischen Untersuchungen nach tödlicher Komplikation (vgl. S. 79 f.) werden in einigen Publikationen morphologische Befunde erwähnt.

---

[1] Ausgenommen die Befunde nach tödlicher Komplikation (s. S. 79 f.).

PAYET et al. (1953) fanden bei einem Patienten mit chronischer Nephritis 6 Tage nach dem Eingriff „keine makroskopische Spur der Nierenpunktion und kein perirenales Hämatom". Im übrigen erwähnten sie kleine perirenale Hämatome. — GERMINALE (1957) beobachtete stets eine umschriebene subkapsuläre Blutung, dagegen kein perirenales Hämatom. SCHWIEBINGER und HODGES (1955) fanden bei autoptisch Untersuchten nur eine geringe Blutung. — ROSS und ROSS (1957) sowie THALER et al. (1960) sahen bei jeweils 1 Fall postmortal die Punktionsstelle in der Niere, aber offenbar keine weiteren Veränderungen. BRUN und RAASCHOU (1958) überprüften die Sektionsprotokolle von 96 Fällen, die innerhalb von 6 Monaten punktiert worden waren. Nur 23mal war die Punktionsstelle gefunden worden, die gewöhnlich aus einem runden Defekt der Nierenoberfläche von 2 mm Durchmesser bestand. Bei 24 Fällen wurde ein kleineres Hämatom in der Capsula adiposa beobachtet. — FAIRLEY und KINCAID-SMITH (1962) konnten unter 30 Fällen, bei denen 2 bis 18 Monate vorher eine Nierenpunktion durchgeführt worden war, nur 2mal die Punktionsstelle finden, während niemals mehr Zeichen für ein früheres perirenales Hämatom nachweisbar waren. Von 10 Fällen mit akutem Nierenversagen, die innerhalb von 2 Wochen post punctionem verstarben, hatten nur 3 ein stärkeres perirenales Hämatom (darunter der Todesfall, s. S. 79 f.). — KIKKAWA et al. (1966) untersuchten histologisch die Punktionsstelle in der Niere eines etwa 2 Jahre alten Kindes, bei dem eine Biopsie 3 Monate vor dem Tode durchgeführt worden war; sie fanden die Narbe des Punktionskanals in der Rinde, Atrophie des umgebenden Parenchyms und eine Einziehung der Oberfläche. Auch ZOLLINGER (1966) gibt summarisch an, daß bei späterer Untersuchung die Punktionsstelle nur bei einem kleinen Teil der Fälle gefunden wird.

MARCEL et al. (1959) konnten kurz nach Biopsie unter einigen operativ freigelegten oder entfernten Nieren nur einmal den Punktionskanal nachweisen, sonst lediglich ein kleines subkapsuläres Hämatom finden. — ZSCHORNACK et al. (1968) punktierten bei 29 operationspflichtigen urologisch Kranken einige Tage vorher die entsprechende Niere und überprüften den Lokalbefund bei der operativen Freilegung in situ; es fand sich in der Regel ein markstückgroßes subkapsuläres Hämatom, in 4 Fällen eine ausgedehntere subkapsuläre oder perirenale Blutung. Das Nierengewebe in Umgebung der Punktionsstelle zeigte keine groben Gewebsuntergänge.

Abbildungen über Punktionsfolgen wurden — abgesehen von den schon erwähnten kasuistischen Berichten — vereinzelt wiedergegeben. — Bei MERIEL et al. (1960) sind in Abb. 2 lokale Durchblutungsstörungen zu erkennen (anämischer oder hämorrhagischer Infarkt?) BREWER (1964) zeigt in 3 Aufnahmen (Abb. 2, 3 und 6) makroskopisch und histologisch den mit Blut gefüllten frischen Punktionskanal. — ZOLLINGER (1966) gibt in einer Aufnahme (Abb. 29) eine umschriebene Markblutung, in einem zweiten Bild (Nr. 30) histologisch eine lokale Nekrose wieder.

2. Eigene Untersuchungen

Wir überprüften im Obduktionsgut alle Nieren, von denen frühere Punktionen bekannt waren. Makroskopisch und mit einer Lupe wurden besonders die dorsale und laterale Seite der betreffenden Niere gründlich nach verdächtigen Veränderungen abgesucht. Sofern die Punktionsstelle sicher war, wurde das entsprechende Gebiet in mehreren Teilen untersucht. In allen anderen Fällen wurden die gesamte

Tabelle 5. *Menschliche Obduktionsfälle mit vorangegangener Nierenpunktion*

Fall-Nr.	Alter	Intervall Biopsie-Tod	G: Grundleiden D: Direkte Todesursache B: Wesentliche Begleitkrankheiten H: Zusätzlicher histologischer Befund (Niere)
1	59	4 Tg.	G: Pyelonephr. Schrumpfniere re., Zust. n. Nephrektomie; D: Verblut. ins Retroperitoneum p.p.
2	39	5 Tg.	G: Chron. Pyelonephritis; D: Urämie; H: Endangiitis obliterans
3	19	6 Mo.	G: Rezid. absced. Pyelonephrit. bds.; D: Urämie; B: Erythematodes visceralis
4	35	4 Mo.	G: Hypertonie; D: Kardiale Dekompensation; H: Arteriolosklerose
5	27	8 Mo.	G: Mesaortitis syph.; D: Allgem. Amyloidose, Urämie; B: Chron. Pyelonephr.
6	24	2 Tg.	G: Subakute bis subchron. Glomerulonephrit.; D: Urämie; B: Perirenales Hämatom
7	44	15 Mo.	G: Glomerulonephrit. Schrumpfnieren; D: Urämie
8	24	2 Mo.	G: Pancarditis; D: Interstitielle Pneumonie; B: Chron.-phlegm. Colitis
9	47	11 Mo.	G: Diabetes mell., Arterioskl.; D: Subchron. Glomerulonephr., Urämie; H: Pyelonephr.
10	31	$5^{1}/_{2}$ Mo.	G: Chron.-rheumat. Polyarthr.; D: Amyloidschrumpfniere; B: Bronchopneum.; H: Pyelonephr.
11	27	4 J.	G: Chron. Pyelo- u. Glomerulonephr. (Schrumpfn.); D: Urämie, Herzversagen
12	40	4 Wo.[a]	G: Chron. Glomerulo- u. Pyelonephr.; D: Herzversagen; B: Verr. Mitral- u. Aortenkl.-Endocard., Herzschwiele
13	34	$3^{1}/_{4}$ J.	G: Chron. Pyelonephr. (Schrumpfn.); D: Urämie; B: Renale Hypertonie
14	28	20 Tg.	G: Glomerulonephr. Schrumpfn.; D: Urämie, Herzversagen; B: Renale Hypertonie, pararenal. Hämatom
15	26	16 Mo.	G: Chron. Glomerulo- u. Pyelonephr. (Schrumpfn.); D: Urämie; B: Partielle Cystenniere re.
16	59	$1^{3}/_{4}$ J.	G: Chron. Pyelo- u. Glomerulonephr.; D: Herzversagen, Urämie; B: Dekomp. Hypertonie

[a] Zeitpunkt der letzten Punktion bei mehreren Eingriffen

hintere Hälfte und der laterale Abschnitt in mehreren Stufen histologisch durchgemustert.

Unter den Nieren von 27 Obduktionsfällen (vgl. Tabelle 5) nach 32 Punktionen konnte nur 6mal mit Sicherheit die Punktionsstelle gefunden

Tabelle 5 (Fortsetzung)

Fall-Nr.	Alter	Intervall Biopsie-Tod	G: Grundleiden D: Direkte Todesursache B: Wesentliche Begleitkrankheiten H: Zusätzlicher histologischer Befund (Niere)
17	10	7 Mo.	G: Akute Pankreasnekrose; D: Peritonitis, Bronchopneumonie; B: Chron. Pyelonephr., Asthma bronchiale; H: Zeichen akuten Nierenversagens
18	27	11 Mo.[a]	G: Subak. Glomerulonephr. (Schrumpfn.); D: Bronchopneumonie beids., Urämie; H: Sekund. Gefäßveränderungen
19	45	6 Wo.	G: Arterioskl. Nierenarterienstenose (Bypass); D: Lungenembolie; B: Diabetes mell., Ileus; H: Schwere Arterioloskl.
20	18	5 Wo.	G: Chron. Glomerulonephr.; D: Urämie; B: Metapneumon. Lungenabscesse
21	9	6 Mo.	G: Chron. Glomerulonephr. (Schrumpfn.), sekund. eitrige Pyelonephr.; D: Urämie; B: Hypertonie, urämische Pneumonie
22	13	$1^3/_4$ J.	G: Chron. Glomerulonephr., sekund. eitrige Pyelonephr.; D: Urämie, Hirnödem; H: sekund. Gefäßveränderungen
23	38	$1^3/_4$ J.	G: Chron. Pyelonephr. (Schrumpfn.); D: Urämie; H: schwere sekund. Gefäßveränderungen
24	43	2 J.[a]	G: Chron. Pyelonephr. (Schrumpfn.); B: hochgrad. Arteriosklerose (klin: mal. Hypertonie); D: Urämie, Bronchopneum.; H: sekund. Gefäßveränderungen
25	74	4 J.	G: Diabetes mell.; D: Coma diabeticum; B: Arteriosklerose; H: schwere Arterioloskl., noduläre Glomeruloskl.
26	56	10 Wo.	G: Subchron. Glomerulonephr. (nephrot. Syndrom); D: Urämie; B: Arterioskl.; H: Arterio-Arterioloskl.
27	62	6 Mo.	G: Chron. Pyelonephr.; D: Urämie, hämorrhag. Diathese; B: Bronchopneum.; H: Arterio-Arteriolosklerose

[a] Zeitpunkt der letzten Punktion bei mehreren Eingriffen

werden, während in 3 weiteren Fällen histologisch verdächtige Bezirke beobachtet wurden. Die sicheren Befunde seien kurz angeführt:

Fall 6: 24jähr. Mann mit schwerer hämorrhagisch-nekrotisierender extrakapillärer Glomerulonephritis. Punktion 2 Tage vor dem Tode.

Sektion: Ausgedehntes perirenales Hämatom (vgl. Abb. 34). Punktionskanal auf der Oberfläche und auf Schnittflächen sichtbar, kleines ovales Hämatom (Längsachse entspricht Kanälchenverlauf). Histologisch typisches Bild des Pk mit Umgebung, aber nur selten beginnende Regenerationsversuche. Im Rindenbereich ein Teil der Kanälchen rings um den Pk stark blutgefüllt, im Bereich von Markstrahlen über eine längere Strecke. In Richtung zur Papillenspitze roter Keil, in den hinein sich das Hämatom erstreckt.

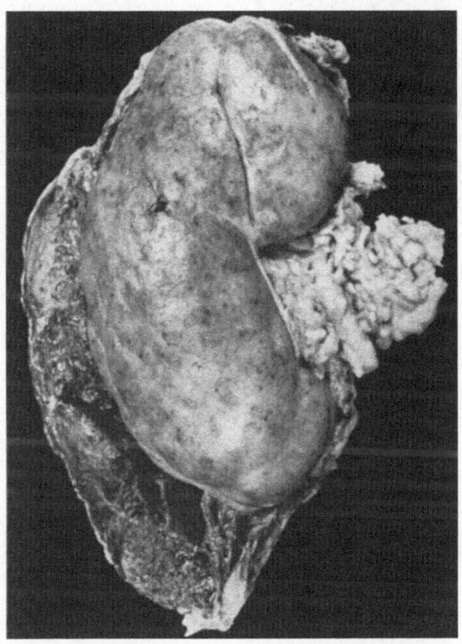

Abb. 34. Ausgedehntes perirenales Hämatom (Nierenlagerblutung) bei einem
Menschen 2 Tage p.p. (Fall 6)

Fall 1: Zustand 4 Tage p.p. (vgl. S. 80).

Fall 2: 39jähr. Mann mit chronischer Pyelonephritis und hochgradiger Intimafibrose. Punktion 5 Tage vor dem Tode.

Sektion: Punktionskanal auf der Oberfläche und auf Schnittflächen erkennbar
(überall in Rindensubstanz verlaufend). Histologisch im Innern des Pk mehrere
Epithelschläuche. Granulationsgewebe nur am Rand. Hier auch Verbindung zwi-
schen Kanälchen der Nachbarschaft und cystoiden Gebilden zu beobachten (vgl.
DITSCHERLEIN u. DENA 1969: Abb. 8). Umgebung des Pk wie im Fall 6. In einem
Markstrahl Blut in den Kanälchen auch weit kapselwärts zu verfolgen.

Fall 14: 28jähr. Mann mit glomerulonephritischen Schrumpfnieren. Punktion
20 Tage vor dem Tode.

Sektion: Doppeltmannsfaustgroßes pararenales Hämatom. Nieren stark ge-
schrumpft mit feinhöckeriger Oberfläche und multiplen kleinen Cysten (Lupe). Über
den oberen Nierenpol zieht geradlinig ein unscharf begrenzter, schmaler grau-
rötlicher Bezirk (vgl. Abb. 35), der auch auf der Schnittfläche auffällt und bis zum
Punktionskanal im Mark reicht. Papillenwärts vom Pk sehr deutlicher roter Keil;
er ist aber nicht dort nachweisbar, wo der Pk durch Rindengewebe verläuft. Die
Lamellierung des Nierengewebes senkrecht zum Pk ergibt, daß dieser an einer
Stelle in einen mit weichen, gelblich-braunen Massen gefüllten Hohlraum von etwa
1 cm Durchmesser übergeht. Histologisch fast alle Nierenkörperchen verödet oder
weitgehend vernarbt. Hochgradige Intimafibrose der Arterien. Die meisten Tubuli
atrophisch, dazwischen stark erweiterte mit entdifferenziertem Epithel und hyalinen
Zylindern. Starke Verbreiterung des Interstitiums.

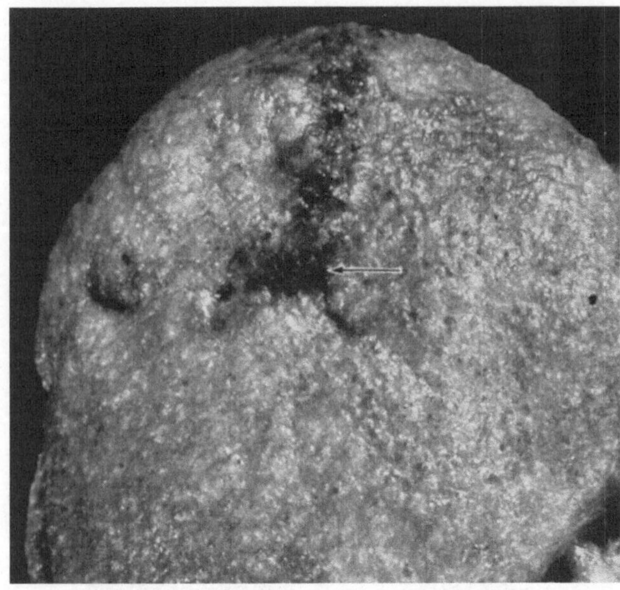

Abb. 35. Lokalbefund an der Niere 20 Tage p.p. (Fall 14). Geradlinig über den oberen Nierenpol verlaufender schmaler veränderter Bezirk. Pfeil = Stelle des Kanüleneinstichs

Punktionskanal in der *Rinde* völlig von lockerem Granulationsgewebe ausgefüllt (keine Cysten oder Epithelschläuche), noch gute Vascularisierung, z. T. aber schon Fibrocyten und reichlich kollagene Fasern. Direkte Pk-Umgebung fällt gegenüber dem schwer veränderten sonstigen Nierengewebe nicht auf. Der im *Mark* liegende Pk-Abschnitt ist (im Querschnitt) von einer Cyste ausgefüllt, in die einige Sammelrohre einmünden (nur von der rindenwärts gelegenen Seite; vgl. DITSCHERLEIN 1969 a: Abb. 9); ein Teil der Kanälchen zwischen Pk und Oberfläche erweitert, aber nicht von den Veränderungen der Umgebung unterscheidbar. Papillenwärts roter Keil mit massiven Hämorrhagien. Der Hohlraum im Mark erweist sich als ein nicht mehr frisches Hämatom, dessen äußerer Saum (1/2 mm breit) bereits organisiert ist; hier reichlich Hämosiderinablagerungen.

Fall 26: 56jähr. Frau. Subchronische Glomerulonephritis. Punktion 10 Wochen ante finem.

Sektion: Normal große Niere mit nicht ganz glatter Oberfläche. Auf der hinteren Oberfläche der punktierten Niere eine etwas verdächtige längliche, schmale, narbige Einziehung. Histologisch gelegentlich verödete Nierenkörperchen; sonst im wesentlichen herdförmige Glomerulumveränderungen. Die meisten Tubuli leicht nephrohydrotisch, manchmal mit hyalinen Zylindern. Keine vasculären Veränderungen. In dem verdächtigen Bezirk längs geschnittener Narbenstrang (nur in Rindengewebe) mit Siderophagen, stellenweise in großer Menge. Zu beiden Seiten des Narbenstranges atrophische Tubuli, verbreitertes Interstitium, z. T. verödete Glomerula; diese Veränderungen haben in der Nachbarschaft der starken Hämosiderinablagerungen eine größere Ausdehnung. Außerdem in der Umgebung einige stärker nephrohydrotische Kanälchen.

Fall 27: 62jähr. Frau. Chronische Pyelonephritis. Punktion 6 Monate vor dem Tode.

Sektion: Multiple kleine Narben. Histologisch nur in einer einzigen Narbe reichlich Hämosiderinablagerungen. Im übrigen Lokalveränderungen wie bei Fall 26.

Anhang: Vorkommen morphologischer Biopsiefolgen in Wiederholungspunktaten

Aus dem Schrifttum ist uns nur der Bericht von KIKKAWA et al. (1966) bekannt, wonach unter 10 Fällen mit Wiederholungspunktionen 2mal Gewebe gewonnen wurde, dessen Veränderungen als Folge des früheren Eingriffes angesehen wurden. In beiden Fällen war bei der Erstpunktion eine akute Glomerulonephritis und bei dem 3. Eingriff nur noch eine minimale Zellvermehrung in den Glomerula festgestellt worden, während andere Veränderungen — insbesondere Narben — fehlten. Die Zweitbiopsie hatte in dem einen Fall (4jähr. Kind) eine scharf abgesetzte Zone mit Tubulusatrophie und starker Interstitiumverbreiterung ergeben; nach der beigefügten Abbildung möchten wir das als Spätbefund einer Nephrohydrose in der Rinde ansehen (1 Jahr nach der Erstpunktion). Bei dem anderen Fall waren die Erstpunktion mit 10 Jahren und der 2. Eingriff 1 Jahr später erfolgt; hierbei wurden in der Rinde die gleichen Befunde wie im o.g. Fall angegeben, während im Mark (Original, Abb. 2) dilatierte Tubuli mit hyalinen Zylindern vorkamen. Nach den vorliegenden Angaben können wir nicht sicher sagen, ob es sich hierbei um eine chronische unvollständige Durchblutungsstörung, möglicherweise sogar um einen roten Keil handelt.

Im umfangreichen Biopsiematerial unseres Institutes mit zahlreichen Wiederholungspunktionen waren wir nur einmal sicher, daß im Punktat die morphologische Folge eines früheren Eingriffes (10 Tage vorher) getroffen war: In dem von einem 5jährigen Mädchen stammenden Punktat befand sich neben Nierengewebe ein Teil eines offenbar größeren intrarenalen Hämatoms, welches sich in Organisation befand; es war von einem fast 1 mm breiten Saum aus Granulationsgewebe vom eigentlichen Nierengewebe getrennt, dessen angrenzender Teil eine Verbreiterung des Interstitiums mit geringen Eisenablagerungen sowie eine beginnende Atrophie des Parenchyms zeigte (während des Druckes eine weitere ähnliche Beobachtung).

3. Diskussion

Nach den Angaben im Schrifttum ist doch insgesamt bei einer ganzen Anzahl von Nieren bei der Obduktion oder einer Operation auf etwaige Folgen einer vorangegangenen Punktion geachtet worden; meist wurde noch nicht einmal die Punktionsstelle gefunden. Das gilt auch für die eigenen Untersuchungen mit weitgehender histologischer Aufarbeitung der betreffenden Nieren, wovon wir uns entsprechend unseren Kenntnissen über die Punktionsfolgen bei verschiedenen Tierspecies mehr Erfolg versprachen.

Bei den positiven Fällen war die Punktion kurze Zeit vor dem Tod erfolgt, so daß z. T. der blutgefüllte Gewebsdefekt schon makroskopisch auffiel. Die Lokalbefunde in diesen Fällen entsprachen prinzipiell den verschiedenen Veränderungen im Tierexperiment. Der Pk selbst zeigte die cystischen mit Tubuli zusammenhängenden Gebilde und keine Wiedervereinigung der unterbrochenen Kanälchen. Der rote Keil war bei Lage des Pk im Mark ausgebildet. Bei Verlauf des Pk in der Rinde fehlt er, dagegen waren die bei peripherer Lage des Pk erhobenen Befunde nachweisbar (Erythrocyten rings um den Pk, besonders weitreichend im Markstrahl, Durchblutungsstörungen des angrenzenden Parenchyms). Lediglich die Nephrohydrose konnten wir nicht überzeugend finden, obwohl unser Fall 14 und die 1. Beobachtung von KIKKAWA et al. in diese Richtung wiesen.

Die Schwierigkeit des Nachweises einer Nephrohydrose als Punktionsfolge dürfte auf mehrere Faktoren zurückzuführen sein:

1. Der Befund entwickelt sich allmählich; bei Kaninchen schien sich die Nh etwas langsamer zu entwickeln als bei Ratten, bei Hunden war eine deutliche Verzögerung nachweisbar. Schließlich beobachteten wir bei derselben Species dann eine langsamere Dilatation, wenn der Stop tief im Mark lag. Offensichtlich ist somit die Geschwindigkeit der Dilatation von der Länge der Nephrone und Sammelrohre abhängig, was für eine sehr allmähliche Entwicklung beim erwachsenen Menschen spricht. In den ersten Tagen nach Punktion ist somit gar keine Nephrohydrose zu erwarten.

2. Das Kaliber der Kanälchen ist beim Menschen größer als bei den kleinen Nagetieren, so daß wesentlich weniger Funktionseinheiten gestaut werden (prinzipiell die gleiche Beobachtung beim Hund). Da die menschliche Niere eine ganze Anzahl von Papillen hat, konvergieren die Kanälchen in viel geringerem Maße als bei den Säugetieren mit einer Papille, bei denen sich eine umschriebene Läsion in der Nähe der Papillenspitze auf einen großen Bezirk auswirken kann.

3. Verödete Nierenkörperchen filtrieren überhaupt nicht mehr und partiell ausgefallene in vermindertem Maße. Andererseits findet man bei vielen Nierenerkrankungen nephrohydrotische Veränderungen. Daher ist gar nicht damit zu rechnen, daß bei einem chronisch nierenkranken Menschen sich ein von der Umgebung scharf abgesetzter Nephrohydrose-Bezirk ausbildet.

Nach unserer Auffassung sprechen die bisherigen Beobachtungen nicht dagegen, daß sich prinzipiell auch beim Menschen eine Nephrohydrose entwickelt, zumal die Voraussetzung hierfür — die irreversible Kanälchenunterbrechung — offenbar gegeben ist.

Die Schwierigkeit des Nachweises von Punktionsfolgen längere Zeit nach dem Eingriff ist ebenfalls auf schon erwähnte Momente zurückzuführen: Die anderen Größenverhältnisse lassen tatsächlich nur eine relativ geringe Läsion entstehen. Da die Nierenrinde viel breiter und für die Diagnostik wichtiger ist, wird sicherlich bei dem größten Teil der Fälle das Nierenmark nicht erreicht oder zumindest nur in einem kleinen Abschnitt. Außerdem besteht die Möglichkeit, sogar sehr weit zentral auf Rindengewebe (Bertinische Säulen) zu stoßen. Sofern nur Rindengewebe lädiert wird, entstehen aber Durchblutungsstörungen, die ganz unspezifisch sind. Das gilt auch für die Narbe, die aus dem eigentlichen Punktionskanal hervorgeht und durch die übliche Schrumpfung ein wesentlich geringeres Kaliber als der ursprüngliche Gewebsdefekt hat. Aber auch die anderen Veränderungen nach dem Eingriff finden in der Vernarbung ihren Abschluß (einzige Ausnahme: Cysten im Mark). Die meisten der zu Tode kommenden Patienten zeigen makroskopisch und histologisch veränderte Nieren — oft genug Schrumpfnieren, vgl. Tabelle 5. Die Oberfläche ist dann unregelmäßig, und die Capsula fibrosa u. U. adhärent. Lichtmikroskopisch können Narben oder subinfarktähnliche Bezirke gefunden werden, zumal vasculäre Veränderungen sehr häufig sind. Im Mark liegt vielfach eine stärkere Blutfüllung vor, z. T. wahrscheinlich durch präfinale Hypostase. Bei einer Reihe von Krankheiten findet man nephrohydrotische Kanälchen, nicht selten mit Zylindern; die letzteren kommen besonders in den geraden Kanälchen des Markes vor. Hier können auch Hämorrhagien beobachtet werden. Die Narbenbildung als Ausgang der einzelnen lokalen Punktionsfolgen einerseits und die aufgezählten Veränderungen bei verschiedenen Nierenerkrankungen andererseits erschweren außerordentlich die Suche nach den Folgen einer lange zurückliegenden Punktion, so daß wir hierauf die Erfolglosigkeit unserer Bemühungen in den meisten Fällen zurückführen.

4. Zusammenfassung

Beim Menschen sind nur bei einem kleinen Teil der Fälle lokale Punktionsfolgen nachweisbar, und zwar fast nur in der ersten Zeit nach dem Eingriff. Die Veränderungen sind ganz umschrieben. Obwohl die Beobachtungszahl gering und die Beobachtungszeit post punctionem begrenzt ist, erscheint uns die Aussage berechtigt, daß in den Grundzügen die Befunde den im Tierexperiment erhobenen entsprechen. Die anderen Größenverhältnisse und der etwas abweichende anatomische Bau der menschlichen Niere sowie die meist vorhandene Grundkrankheit verhindern bzw. modifizieren zum Teil die Entwicklung der eindrucksvollen Punktionsfolgen, wie sie bei gesunden Säugetieren regelmäßig beobachtet werden.

VI. Schlußfolgerungen

Auf Grund unserer Tierexperimente und Erfahrungen an menschlichem Obduktionsgut sowie einschlägiger Literaturberichte kommen wir zu folgenden Schlußfolgerungen:

1. Die Nierenpunktion führt stets zum Ausfall eines umschriebenen Gewebsbezirkes. Dieser ist aus anatomischen Gründen größer als der entnommene Gewebszylinder.

2. Der Umfang des regelmäßig ausfallenden Bezirkes kann bei kleinen Tierspecies einen beachtlichen Prozentsatz des Nierengewebes ausmachen; beim erwachsenen Menschen ist er minimal und praktisch bedeutungslos.

3. Daneben kommen gelegentlich gefäßbedingte Komplikationen vor. Ihr Auftreten und die Größe des jeweils betroffenen Gebietes sind zufallsabhängig. Aber auch hierbei sind große Nieren wesentlich geringer gefährdet als kleine Organe; beim Erwachsenen ergeben sich daraus meist keine ernsthaften Konsequenzen.

4. Da beim Säugling und Kleinkind mit ausgedehnteren pathologisch-anatomischen Folgen zu rechnen ist als beim Erwachsenen, sollte hier auf eine größere Zahl von Serienpunktionen möglichst verzichtet werden.

5. Bei Wiederholungsbiopsie kleiner Nieren besteht eine gewisse — wenn auch geringe — Wahrscheinlichkeit, daß ein Gebiet punktiert wird, welches infolge eines früheren Eingriffes verändert ist. Das kann zu diagnostischen Trugschlüssen führen.

6. Beim Menschen haben die seltenen tödlichen Komplikationen fast ausschließlich in einer starken Blutung ihre Ursache. Der niedrige Anteil dieser Fälle läßt sich mit zunehmender Erfahrung sowie durch strenge Beachtung der entsprechenden Kontraindikationen, Vermeidung gerinnungshemmender Medikamente, sorgfältige und genügend lang durchgeführte Beobachtung post punctionem und gegebenenfalls durch rechtzeitige Gegenmaßnahmen mit Sicherheit weiter reduzieren.

Literatur

ABRAHAMS, C.: The ultrastructure of the interstitial tissue of the renal papilla of the rat. Sth. Afr. J. med. Sci. **29**, 17—20 (1964).

—, PIRANI, C. L.: The renal papilla of the rat: Electronmicroscopic and histochemical studies. Sth. Afr. J. med. Sci. **31**, 107—117 (1966).

ACKERMAN, G. L., LIPSMEYER, E. A.: Prolonged hematuria after renal biopsy. J. Urol. (Baltimore) **97**, 790—792 (1967).

ADLER, C. P., ZOLLINGER, H. U.: Differenzierungsstörungen (Sekundäre Mißbildungen) bei der prä- und postnatalen Pyelonephritis von Mensch und Kaninchen. Frankf. Z. Path. **76**, 127—142 (1967).

ALWALL, N.: Aspiration biopsy of the kidney. Including i. a. a report of a case of amyloidosis diagnosed through aspiration biopsy of the kidney in 1944 and investigated at an autopsy in 1950. Acta med. scand. **143**, 430—435 (1952).

ANKENMAN, G. J.: Open renal biopsy. Canad. med. Ass. J. **98**, 97—99 (1968).

ARNOLD, J. D., SPARGO, B.: Clinical use of the percutaneous renal biopsy. Circulation **19**, 609—621 (1959).

AWATAGUTI, S.: Experimentelle Studien über die Wundheilung bei der Nierenspaltung. Mitt. allg. Path. (Sendai) **10**, 108—127 (1939).

BAINES, A. DE W.: Cell renewal following dichromate induced renal tubular necrosis. An enzyme histochemical study. Amer. J. Path. **47**, 851—876 (1965).

BEISEL, C. W. R., SCALETTAR, R., BARRY, C. K. G.: Delayed vascular complications of renal biopsy. The importance of rapid processing of biopsy material. Med. Ann. D. C. **31**, 626—629, 662 (1962).

BENEKE, G., DEUTSCHLE, N.: Degenerative und regenerative Veränderungen an der proximalen Epiphyse des Femurs nach experimenteller Kreislaufstörung. Verh. Dtsch. Ges. Path. **50**, 300—303 (1966).

BENITEZ, L., SHAKA, J. A.: Cell proliferation in experimental hydronephrosis and compensatory renal hyperplasia. Amer. J. Path. **44**, 961—972 (1964).

BENNETT, A. R., WIENER, S. N.: Intrarenal arteriovenous fistula and aneurysms; a complication of percutaneous renal biopsy. Amer. J. Roentg. **95**, 372—382 (1965).

BLAKE, S., HEFFERNAN, S., McCANN, P.: Renal arteriovenous fistula after percutaneous renal biopsy. Brit. med. J. 1963/I, 1458—1460.

BLÜMCKE, S., RODE, J., NIEDORF, H. R.: Formation of the basement membrane during regeneration of the corneal epithelium. Z. Zellforsch. **93**, 84—92 (1969).

BOJSEN, E., KÖHLER, R.: Renal arteriovenous fistulae. Acta radiol. (Stockh.) **57**, 433—445 (1962).

BONOMINI, V., ZUCCHELLI, P.: Valore della nefrobiopsia per la diagnose delle pielonefriti asintomatiche „sovrapposte" ad altre nefropatie. Minerva med. **52**, 4269—4273 (1961).

BRADE, W., HERKEN, H., MERKER, H. J.: Schädigung und Regeneration renaler Tubuluszellen nach Folsäuregabe. Naunyn-Schmiedebergs Arch. Pharmak. exp. Path. **262**, 228—250 (1969).

BREWER, D. B.: Renal biopsy. London: Arnold 1964.

BRUN, C.: Diskussionsbemerkung in CIBA Foundation Symposium on Renal Biopsy. Eds.: G. E. W. WOLSTENHOLME and M. P. CAMERON. London: Churchill 1961, p. 372.

—, RAASCHOU, F.: Kidney biopsies. Amer. J. Med. **24**, 676—691 (1958 a).

— — The results of five hundred percutaneous renal biopsies. Arch. intern. Med. **102**, 716—721 (1958 b).

— — Recognition of pyelonephritis in percutaneous renal biopsies. In: Henry Ford Hospital International Symposium 1959: Biology of pyelonephritis. London: Churchill 1960, p. 225.

— — Percutaneous renal biopsy in pyelonephritis. In: CIBA Foundation Symposium on Renal Biopsy. Eds.: G. E. W. WOLSTENHOLME and M. P. CAMERON. London: Churchill 1961, p. 245.

BULGER, R. E., GRIFFITH, L. D., TRUMP, B. F.: Endoplasmatic reticulum in rat renal interstitial cells: Molecular rearrangement after water deprivation. Science **151**, 83—86 (1966).

—, TRUMP, B. F.: Fine structure of the rat renal papilla. Amer. J. Anat. **118**, 685—722 (1966).

BULLOUGH, W. S.: Cell replacement after tissue damage. In: Wound healing. Symp. Sept. 1965 in Glasgow. Ed.: ILLINGWORTH. London: Churchill 1966, pp. 43—59.

BUNKE, O.: Neue Konfidenzintervalle für den Parameter der Binomialverteilung. Wiss. Z. Humboldt-Univ. Berlin, Math.-Naturwiss. Reihe **9**, 335—363 (1959/1960).

BURSTONE, M. S.: Histochemical demonstration of cytochrome oxidase with new amine reagents. J. Histochem. Cytochem. **8**, 63—70 (1960).

CHUG, K. S., BALASUBRAHMANYAN, M., CHLUTTARI, P. N.: Renal biopsies. J. Indian med. Ass. **38**, 63—67 (1962).

CUPPAGE, F. E., NEAGOY, D. R., TATE, A.: Repair of the nephron following temporary occlusion of the renal pedicle. Lab. Invest. **17**, 660—674 (1967).

—, SCARPELLI, D. G.: Repair of the nephron following injury with mercuric chloride. Amer. J. Path. **50**, 42 a (1967).

—, TATE, A.: Repair of the nephron following injury with mercuric chloride. Amer. J. Path. **51**, 405—429 (1967).

— — Repair of the nephron in acute renal failure: Comparative regeneration following various forms of acute tubular injury. Path. Microbiol. **32**, 327—344 (1968).

CURRAN, R. E., STEINBERG, I., HAGSTROM, J. W. C.: Arteriovenous fistula complicating percutaneous renal biopsy in polyarteritis nodosa. Amer. J. Med. **43**, 465—470 (1967).

DAVID, H.: Elektronenmikroskopische Organpathologie. Berlin: Volk und Gesundheit, 1967.

—, UERLINGS, I.: Elektronenmikroskopische Untersuchungen zur Entdifferenzierung und Regeneration des Tubulusepithels der Niere bei chronischer Nierenvenendrosselung. Exp. Path. **1**, 273—290 (1967).

DELLER, D. J., McGOVERN, V. J., READER, R.: The clinical value of renal biopsy. Med. J. Aust. **46/I**, 481—486 (1959).

DITSCHERLEIN, G.: Nephrohydrose als Folge der Nierenpunktion. Experimentelle Untersuchungen an der Niere des gesunden Kaninchens. Frankf. Z. Path. **75**, 306—316 (1966 a).

— Elektronenmikroskopische Untersuchungen über Nephrohydrose bei Kaninchen nach Nierenpunktion. Tag. d. Ungar. Pathol. u. Anat. vom 3.—5. Nov. 1966 in Szeged (b).

DITSCHERLEIN, G.: Morphologische Folgen der Nierenpunktion. Makroskopische, histologische, enzymhistochemische, autoradiographische, elektronen- und fluoreszenzmikroskopische Untersuchungen. Habil.-Schrift. Berlin 1968.

— Die Wundheilung nach Nierenpunktion. I. Regenerationsprozeß des Epithels. Zbl. allg. Path. path. Anat. **112**, 343—355 (1969 a).

— Spätbefunde der mechanisch bedingten Nephrohydrose. Experimentelle Untersuchungen. Zbl. allg. Path. path. Anat. **112**, 590—599 (1969 b).

—, DENA, R.: Die Wundheilung nach Nierenpunktion. II. Verhalten des Mesenchyms. Zbl. allg. Path. path. Anat. **112**, 377—384 (1969).

—, KRANZ, D.: Autoradiographische Befunde nach mechanisch bedingter Nephrohydrose der Ratte (zugleich ein Beitrag zu den Folgen der Nierenpunktion). Exp. Path. **3**, 1—13 (1969).

—, KUNDE, D.: Enzymhistochemische Befunde bei der Wundheilung nach Nierenpunktion. Experimentelle Untersuchungen am Kaninchen. Exp. Med. (im Druck).

—, MARX, I.: Elektronenmikroskopische Untersuchungen zur Wundheilung nach Nierenpunktion bei Kaninchen. Beitr. path. Anat. **138**, 405—425 (1969 a).

— — Submikroskopische Befunde bei mechanischer Nephrohydrose. 2. Tag. Ges. f. Pathol. d. DDR v. 5.—7. Sept. 1969 in Rostock (b).

— — Submikroskopische Befunde bei akuter mechanischer Nephrohydrose am Kaninchen. (In Vorbereitung.)

—, NATUSCH, R.: Morphologische Folgen der Nierenblindpunktion am Beispiel der Kaninchenniere. Klin. Wschr. **43**, 1238—1239 (1965 a).

— — Pathologisch-anatomische Folgen der perkutanen Nierenbiopsie. 3. Internisten-Tag. d. Dtsch. Ges. f. Klin. Medizin vom 30. Sept. bis 2. Okt. 1965 in Leipzig. Ber. Sekt. Inn. Med. **3**, 198—199 (1965 b).

— — Histologische Befunde nach perkutaner Nierenbiopsie beim gesunden Kaninchen. 5. Tag. d. Arbeitsgem. Morphologie vom 1.—3. Okt. 1965 in Magdeburg (c).

—, SCHREIBER, U., DENA, R.: Häufigkeit der verschiedenen pathologisch-anatomischen Folgen der Nierenpunktion beim Kaninchen. 2. Arbeitstag. d. Ges. f. Nephrologie d. DDR am 14. u. 15. Mai 1968 in Berlin.

—, SPANN, M., NATUSCH, R.: Methoden der Nierenpunktion bei der Ratte. Z. ges. exp. Med. **145**, 260—265 (1968).

DITTRICH, P.: Der klinische Wert der perkutanen Nierenbiopsie. Wien. klin. Wschr. **78**, 138—141 (1966).

EGELI, E. S.: Über den klinischen Wert der Nadelbiopsie der Niere. Med. Klin. **55**, 289—294 (1960).

FADHLI, H. A., DERRICK, J. R.: Arteriovenous fistula. A complication of needle renal biopsy: Case report and review of the literature. Amer. Surg. **30**, 654—655 (1964).

FAIRLEY, K. F., KINCAID-SMITH, P.: The clinical value of renal biopsy: Experience in 300 cases. Med. J. Aust. **49**, 897—901 (1962).

FELTON, L. M., ANDRONACO, J. M.: Delayed hemorrhage after percutaneous kidney biopsy. J. Amer. med. Ass. **170**, 2185—2187 (1959).

FERNSTRÖM, I., LINDBLOM, K.: Selective renal biopsy using roentgen television control. J. Urol. (Baltimore) **88**, 709—712 (1962).

GEDIGK, P., BONTKE, E.: Über die Enzymaktivität im Fremdkörpergranulationsgewebe. Virchows Arch. path. Anat. **330**, 538—568 (1957).

—, FISCHER, R.: Über die Anpassung der Enzymaktivität von Histiocyten an funktionelle Leistungen. Klin. Wschr. **38**, 806—809 (1960).

GERBER, W.: Regenerationsvorgänge im Punktionskanal der Kaninchenniere unter dem Einfluß von „Prednisolut". Inaug.-Diss. Berlin 1969.

GERMINALE, T.: Sulle possibilità di ricerca dell'agobiopsia in alcune forme di nefropatie chirurgiche. Pathologica 49, 257—264 (1957).

GERSH, I., CATCHPOLE, H. R.: The organization of ground substance and basement membrane and its significance in tissue injury, disease and growth. Amer. J. Anat. 85, 457—521 (1949).

GLENNER, G. G., BORTNER, H. J., BROWN, G. W.: The histochemical demonstration of monoamine oxidase activity by tetrazolium salts. J. Histochem. Cytochem. 5, 591—600 (1957).

GLOOR, F.: Die doppelseitige chronische nicht-obstruktive interstitielle Nephritis. Ergebn. allg. Path. path. Anat. 41, 63—207 (1961).

—, NEIDITSCH-HALFF, L. A.: Die interstitiellen Zellen des Nierenmarkes der Ratte. Z. Zellforsch. 66, 488—495 (1965).

GÖSSNER, W.: Zur Histochemie des Strugger-Effektes. Verh. Dtsch. Ges. Path. 33, 102—109 (1950).

— Histochemischer Nachweis hydrolytischer Enzyme mit Hilfe der Azofarbstoffmethode. Untersuchungen zur Methodik und vergleichenden Histotopik der Esterasen und Phosphatasen bei Wirbeltieren. Histochemie 1, 48—96 (1958).

GOMORI, G.: The study of enzymes in tissue reactions. Amer. J. clin. Path. 16, 347—352 (1946).

GRAUMANN, W.: Ergebnisse der Polysaccharidhistochemie: Mensch und Säugetiere. In: Handbuch der Histochemie, Bd. II, Polysaccharide, 2. T. Hrsg.: W. GRAUMANN und K. NEUMANN. Stuttgart: Fischer 1964.

GREENBERG, ST. R.: The highways of experimental hydronephrosis. Urol. int. (Basel) 16, 376—386 (1963).

GUDDAT, E.: Vergleichende morphologische Untersuchungen zweier verschiedener Nierenpunktionsmethoden bei der Ratte. Inaug.-Diss. Berlin 1968.

HAMBURGER, J.: Diskussionsbemerkung in CIBA Foundation Symposium on Renal Biopsy. Eds.: G. E. W. WOLSTENHOLME and M. P. CAMERON. London: Churchill 1961, p. 372.

HAMPERS, C. L., PRAGER, D.: Massive bleeding ten days after renal biopsy. Arch. intern. Med. 114, 782—783 (1964).

HAY, E. D., REVEL, J. P.: Autoradiographic studies of the origin of the basement lamella in Ambystoma. Develop. Biol. 7, 152—168 (1963).

HEALY, J. K., JEREMY, D., EDWARDS, K. D. G., WHYTE, H. M.: Oliguric renal failure: A review of 275 cases. Med. J. Aust. 50, 381—386 (1963).

HESS, R., SCARPELLI, D. G., PEARSE, A. G. E.: The cytochemical localization of oxidative enzymes. II. Pyridine nucleotide-linked dehydrogenases. J. biophys. biochem. Cytol. 4, 753—760 (1958).

HODEL, C., GLOOR, F., MEIER-RUGE, W.: Elektronenmikroskopische und histochemische Befunde bei primären Alterationen am distalen Tubulus. Verh. Dtsch. Ges. Path. 49, 162—167 (1965).

HÜBNER, K.: Veränderungen der DNS-Synthese in der Niere nach vorausgegangener temporärer Ischämie. Verh. Dtsch. Ges. Path. 48, 273—280 (1964).

— Experimentelle Untersuchungen über die kompensatorische Hypertrophie, Wachstum und Regeneration der Rattenniere. Verh. Dtsch. Ges. Path. 50, 132 bis 137 (1966).

— Kompensatorische Hypertrophie, Wachstum und Regeneration der Rattenniere. Ergebn. allg. Path. path. Anat. 48, 1—80 (1967).

—, KEMPF, P.: Histoautoradiographische Untersuchungen über die DNS-Synthese der Nieren nach Sublimatvergiftung. Med. Welt 1968, 2867—2871.

IVERSEN, P., BRUN, C.: Aspiration biopsy of the kidney. Amer. J. Med. 11, 324 to 330 (1951).

JACOBSON, M. H., NEWMAN, W.: Study of pyelonephritis using renal biopsy material. Arch. intern. Med. 110, 211—217 (1962).

JAKOVLEVA, T. M.: Glikogen i schtschelotschnaja fosfatasa kak charakternye zitochimitscheskije pokasateli regenerazionnoi kletki. Dokl. Akad. Nauk SSSR 89, 347—350 (1953).

JOEKES: Diskussionsbemerkung in CIBA Foundation Symposium on Renal Biopsy. Eds.: G. E. W. WOLSTENHOLME and M. P. CAMERON. London: Churchill 1961, p. 372.

JOHNSON, F. R., DARNTON, S. J.: Ultrastructural observations on the renal papilla of the rabbit. Z. Zellforsch. 81, 390—406 (1967).

KARK, R. M., MUEHRCKE, R. C.: Biopsy of kidney in prone position. Lancet 1954/I, 1047—1049.

— —, PIRANI, C. L., POLLAK, V. E.: The clinical value of renal biopsy. Ann. intern. Med. 43, 807—847 (1955).

— — — —, KIEFER, J. H.: An analysis of five hundred percutaneous renal biopsies. Arch. intern. Med. 101, 439—451 (1958).

KAUFMAN, J. J.: Arteriovenous fistula of the kidney following needle biopsy. Motion picture. Ann. Meet. Amer. Urol. Ass., New Orleans, USA, 10.—13. Mai 1965, zit. von NILSSON u. ROSS 1967.

—, GORDON, A., MAXWELL, M. H.: Intrarenal arteriovenous fistula following needle biopsy of the kidney. Calif. Med. 103, 350 (1965).

KELLY, D. G.: Renal arteriovenous fistula. A report of four cases and review of the literature. Brit. J. Urol. 39, 162—169 (1967).

KEMPCZINSKI, R. A., CAULFIELD, J. B.: Ultrastructural changes associated with renal tubular regeneration (Abstract). Lab. Invest. 15, 1117—1118 (1966).

— — A light and electron microscopic study of renal tubular regeneration. Nephron 5, 249—264 (1968).

KERR, D. N. S.: Renal biopsy with modified Menghini needle. Lancet 1960/II, 1370—1373.

KESSELRING, F., ZOLLINGER, H. U.: Resultate und Erfahrungen mit der percutanen Nierenbiopsie. Helvet. med. Acta 27, 724—728 (1960).

KETTLER, L.-H.: Zur Pathogenese der hypoxämischen Nekrose. Verh. Dtsch. Ges. Path. 33, 74—81 (1950).

— Zur Pathogenese hydropischer Zellveränderungen in Leber und Niere. Virchows Arch. path. Anat. 321, 326—354 (1952).

— Das morphologische Bild der Wundheilung. Zbl. Chir. 92, 1049—1059 (1967).

—, SIMON, H., DAVID, H.: Vergleichende experimentelle Untersuchungen über Nephrohydrose und Hydronephrose. Virchows Arch. path. Anat. 331, 466—486 (1958).

KIKKAWA, Y., GREIFER, I., BERNSTEIN, J., EDELMANN, C. M.: Renal scarring secondary to percutaneous needle biopsy. Pediatrics 38, 444—447 (1966).

KIPNIS, G. P., JACKSON, G. G., DALLENBACH, F. D., SCHOENBERGER, J. A.: Renal biopsy in pyelonephritis. Arch. intern. Med. 95, 445—459 (1955).

KLEINSCHMIDT, A.: Funktionsspektrum und histologischer Befund (Nadelbiopsie) in der Klinik der Pyelonephritis. Med. Welt 1961, 2288—2293.

—, SOLBACH, H.-G.: Indikation und Technik der percutanen Nierenbiopsie. Klin. Wschr. 37, 126—132 (1959).

KÖNN, G., MEISER, S.: Zur morphologischen Pathologie traumatischer Nierenverletzungen und ihrer Spätfolgen. Beitr. path. Anat. 137, 350—372 (1968).

Kollwitz, A. A.: Eine Übersicht über 5700 percutane Nierenbiopsien. Med. Klin. 56, 726—731 (1961).

Kracht, J., Gusek, W.: Autoradiographische und histochemische Untersuchungen am Mycolsäuregranulom. Verh. Dtsch. Ges. Path. 48, 300—304 (1964).

Kranz, D., Ditscherlein, G.: Zur Wundheilung nach Nierenpunktion. Histologische und autoradiographische Untersuchungen bei der Ratte. 2. Arbeitstag. d. Ges. f. Nephrologie d. DDR am 14. u. 15. Mai 1968 in Berlin.

— —, Kunz, J.: Autoradiographische Untersuchungen zur Wundheilung nach Nierenpunktion der Ratte. Beitr. path. Anat. 137, 51—64 (1968).

Kriz, W.: Der architektonische und funktionelle Aufbau der Rattenniere. Z. Zellforsch. 82, 495—535 (1967).

Kuhlmann, H.: Erfahrungen bei 338 Nephrobiopsien. Med. Welt. 1963, 860—862.

Kunde, D., Ditscherlein, G.: Enzymhistochemische Untersuchungen bei mechanisch erzeugter Nephrohydrose am Kaninchen. Acta biol. med. germ. 19, 559 bis 567 (1967).

Kunz, J., Braselmann, H.: Autoradiographische Untersuchungen zur DNS-, Kollagen- und Mukopolysaccharidsynthese im Granulationsgewebe. Exp. Path. 1, 95—108 (1967).

Lee, D. A., Roger, R., Agre, K. M., Rubini, M.: Late complications of percutaneous renal biopsy. J. Urol. (Baltimore) 97, 793—797 (1967).

Lever, A. F., Kriz, W.: Countercurrent exchange between the vasa recta and the loop of Henle. Lancet 1966/I, 1057—1060.

Lillie, R. D.: Histochemistry of connective tissue. Lab. Invest. 1, 30—45 (1952).

Lindner, J.: Die Morphologie der Wundheilung. Langenbecks Arch. klin. Chir. 301, 39—70 (1962).

— The histochemistry of the connective tissue. Ann. Histochim. 8, Suppl. 1, 113 to 144 (1963).

— Zur Diskussion der Wundheilung an Hand neuer Befunde. Acta histochem. Suppl. 4, 118—127 (1964 a).

— Weitere Befunde zur Enzymhistochemie der Bindegewebszellen. Acta histochem. Suppl. 4, 128—169 (1964 b).

— Neue Ergebnisse zur Morphologie, Biochemie und Radiochemie der Wundheilung. Zbl. Chir. 92, 1061—1071 (1967).

—, Freytag, G., Yurukowa, Z., Beste, G.: Quantitative und qualitative Bestimmungen der Regeneration von Bindegewebe. Verh. Dtsch. Ges. Path. 50, 286 bis 293 (1966).

Lobitz, W. C., Holyoke, J. B.: The histochemical response of the human epidermis to controlled injury; glycogen. J. invest. Derm. 22, 189—198 (1954).

Loughridge, L. W.: Hazards of renal biopsy. Lancet 1957/II, 949—950.

Lucke, V. M., Messervy, M., Lucke, J. N., Hunt, A. C.: Effects on the kidney of removal of the renal papilla. Arch. Path. 86, 390—394 (1968).

Mann, M.: Morphologische Spätveränderungen und nephrotisches Syndrom nach einseitiger Nierenvenendrosselung bei der Ratte. Z. ges. exp. Med. 133, 270 bis 284 (1960).

Marcel, J.-E., Roudier, R., Cacolyris, T.: Film sur la ponction-biopsie percutanée du rein. J. Urol. Néphrol. 65, 618—623 (1959).

Mayfield, E. D., Liebelt, R. A., Bresnick, E.: Activities of enzymes of desoxyribonucleic acid synthesis after unilateral nephrectomy. Cancer Res. 27, 1652 to 1657 (1967).

McDonald, P.: Arterio-venous fistulae following percutaneous renal biopsy. Aust. Radiol. 10, 124—126 (1966); zit. v. Sheps u. Maldonado 1969.

MEIER-RUGE, W.: Experimentelle Erzeugung von Veränderungen am distalen Tubulus der Niere durch halogenierte Chinolin- und Chinaldinderivate. Verh. Dtsch. Ges. Path. **47**, 356—360 (1963).

— Der Magnesium-Chinolin-Komplex als nephrotoxisches Wirkungsprinzip halogenierter Chinolinderivate. Z. ges. exp. Med. **138**, 99—104 (1964 a).

— Untersuchungen über primäre Alterationen am distalen Nierentubulus der Ratte mit Störung des Haarnadelgegenstromsystems. Virchows Arch. path. Anat. **337**, 470—482 (1964 b).

MÉRIEL, P., DENARD, Y., MOREAU, G., SUC, J. M., PUTOIS, J.: La biopsie rénale. Techniques et indications actuelles. Bull. Mém. Soc. méd. Hôp. Paris **76**, 567—578 (1960).

MOFFAT, D. B., FOURMAN, J.: The vascular pattern of the rat kidney. J. Anat. (London) **97**, 543—553 (1963).

MOREL-MAROGER, L.: Biopsie rénale. Presse méd. **77**, 751—754 (1969).

MOSER, R. H.: Renal biopsy. Observations and preliminary experience at Brooke Army Hospital. U.S. armed Forces med. J. **11**, 307—317 (1960).

MÜLLER, J. H. A., ERDMANN, TH., MAY, G., NEUPERT, E., TRIEU, N. B.: Angiographischer Nachweis frischer Punktionsfolgen an der Hundeniere. Z. Urol. Nephrol. **62**, 273—283 (1969).

MUTH, R. G.: The safety of percutaneous renal biopsy. An analysis of 500 consecutive cases. J. Urol. (Baltimore) **94**, 1—3 (1965).

NACHLASS, M. M., TSOU, K. C., DE SOUZA, E., CHENG, C. S., SELIGMAN, A. M.: Cytochem. demonstration of succinic dehydrogen. by the use of a new p-nitrophenyl substituted ditetrazole. J. Histochem. Cytochem. **5**, 420—436 (1957).

NATUSCH, R.: Persönliche Mitteilung.

—, DITSCHERLEIN, G.: Zur Methodik der perkutanen Nierenbiopsie am Kaninchen. Acta biol. med. germ. **15**, 492—499 (1965).

—, KETTLER, L.-H.: Die Nierenbiopsie bei der chronischen Pyelonephritis. Ber. Sekt. Inn. Med. **2**, 126—127 (1964).

— — Die Nierenbiopsie. In: Nierendiagnostik. Hrsg.: H. DUTZ. Jena: Fischer 1967, S. 240—276.

—, MARX, F.: Zur Methodik der perkutanen Nierenbiopsie. Z. ges. inn. Med. **20**, 571—576 (1965).

NEAGOY, D., CUPPAGE, F. E.: Regenerations of the nephron following hypoxic injury. Lab. invest. **16**, 638 (1967).

NILSSON, C. G., ROSS, R. J.: Bilateral renal arteriovenous fistulas and decreased blood pressure follow. renal biopsies. J. Urol. (Baltimore) **97**, 176—179 (1967).

NOLTENIUS, H., ACHENBACH, H., OEHLERT, W., SCHELLHAS, H.: Experimentelle Nierenvergrößerung nach unilateraler Nephrektomie bei Ratten. Untersuchungen mit ^{3}H-Thymidin. Beitr. path. Anat. **132**, 220—240 (1965).

—, SCHELLHAS, H.: Hyperplasie und Regeneration des Nierenparenchyms nach Nephrektomie und Sublimatvergiftung. Klin. Wschr. **41**, 520 (1963).

— —, OEHLERT, W.: Histoautoradiographische Untersuchungen mit ^{3}H-Thymidin der Tubuluszellregeneration nach akuter Sublimatvergiftung von Ratten. Beitr. path. Anat. **129**, 90—117 (1963).

— — — Histoautoradiographische Befunde zur Tubuluszellregeneration nach akuter Sublimatvergiftung. Naturwissenschaften **51**, 15—16 (1964).

OCHSNER, T. G., BUSCH, F. M.: Intrarenal arteriovenous fistula and aneurysm in solitary kidney due to needle biopsy. J. Urol. (Baltimore) **102**, 378 (1969).

ODLAND, G., ROSS, R.: Human wound repair. I. Epidermal regeneration. J. Cell Biol. **39**, 135—151 (1968).

OPPENHEIMER, G. D., GOLDMAN, H.: Periureteral fibrosis: An unusual complication of renal biopsy. J. Urol. (Baltimore) **88**, 611—615 (1962).

OSTADAL, J.: Biopsie und Punktion. Technik und diagnostische Bedeutung. München: Barth 1966, S. 123—140.

OSVALDO, L., LATTA, H.: Interstitial cells of the renal medulla. J. Ultrastr. Res. **15**, 589—613 (1966).

PADYKULA, H. A., HERMAN, E.: The specificity of the histochemical method for adenosine triphosphatase. J. Histochem. Cytochem. **3**, 170—195 (1955).

PAPADOPOULOS, C. D., MANOLI, A.: Renal arteriovenous fistulae: Review of the literature and report of a successfully treated case. Surgery **62**, 285—289 (1967).

PARRISH, A. E., HOWE, J. S.: Kidney biopsy. A review of one hundred needle biopsies. Arch. intern. Med. **96**, 712—716 (1955).

PAYET, M., PENE, P., CAMAIN, R., GOUAZE, A., CALVEZ, F.: La biopsie du rein à l'aiguille. Presse méd. **61**, 989—992 (1953).

PEARL, M. A., BURCH, R., STERNBERG, W. H.: Experiences with percutaneous renal biopsy. J. La. St. med. Soc. **114**, 45—51 (1962).

PEARSE, A. G. E.: Histochemistry. Theoretical and applied. London: Churchill 1960.

PENA, A. DE LA, GILSANZ, V., HIDALGO, A., OLIVEROS, M., LAMARCHE, PH.: Biopsie rénale transcutanée. Presse méd. **66**, 1755—1757 (1958).

PHILLIPPI, P. J., ROBINSON, R. R., LANGELIER, P. R.: Percutaneous renal biopsy. Arch. intern. Med. **108**, 739—750 (1961).

PHILLIPS, T. L., LEONG, G. F.: Kidney cell proliferation after unilateral nephrectomy as related to age. Cancer Res. **27**, 286—292 (1967).

PIERCE, G. B.: Basement membranes. VI. Synthesis by epithelial tumors of the mouse. Cancer Res. **25**, 656—670 (1965).

— The development of basement membranes of the mouse embryo. Develop. Biol. **13**, 231—249 (1966).

—, BEALS, T. F., SRI RAM, J., MIDGLEY, A. R.: Basement membranes. IV. Epithelial origin and immunologic cross reactions. Amer. J. Path. **45**, 929—962 (1964).

—, MIDGLEY, A. R., SRI RAM, J.: The histogenesis of basement membranes. J. exp. Med. **117**, 339—348 (1963).

— — —, FELDMAN, J. D.: Parietal yolk sac carcinoma: Clue to the histogenesis of Reichert's membrane of the mouse embryo. Amer. J. Path. **41**, 549—566 (1962).

PLAKKE, R. K., PFEIFFER, E. W.: Blood vessels of the mammalian renal medulla. Science **146**, 1683—1685 (1964).

PODWYSSOZKI, W.: Experimentelle Untersuchungen über die Regeneration der Drüsengewebe. 2. Teil: Die Regeneration des Nierenepithels, der Meibom'schen Drüsen und der Speicheldrüsen. Beitr. path. Anat. **2**, 1—28 (1888).

PORTE, A., CUSSAC, Y., STOEBNER, P., ZAHND, J. P.: Sur la formation et l'ultrastructure des „cellules de régéneration" dans les tubes rénaux de souris intoxiquées par le nitrate d'uranyle. C. R. Soc. Biol. **157**, 2079—2081 (1963).

PORTER, D. G.: Observations on the yolk sac and Reichert's membrane of ectopic mouse embryo. Anat. Rec. **154**, 847—860 (1966).

RAJASHEKHAR, H. B.: Traumatic renal arterio-venous fistula. (A case report and review of literature.) J. Ass. Phycns India **13**, 217—220 (1965).

REIF, W., LANGE, H. P.: Nierenregeneration nach temporärer Ischämie. Biochemische, histochemische, fluoreszenzmikroskopische und histologische Untersuchungen über den Nucleinsäure- und Purinstoffwechsel. Beitr. path. Anat. **138**, 450—468 (1969).

REMENSNYDER, J. P., MAJNO, G.: Oxygen gradients in healing wounds. Amer. J. Path. **52**, 301—323 (1968).

REMMERS, A. R., SARLES, H. E.: Unveröffentlichte Angaben 1967, zit. von SMITH et al. 1968.

REUBI, F.: La ponction-biopsie du rein. Helvet. chir. Acta 21, 128—134 (1954).

RIBBERT, H., PEIPERS: Beiträge zur kompensatorischen Hypertrophie und zur Regeneration. Mit einem Abschnitt über die Regeneration der Nieren. Arch. Entwicklungsmech. 1, 69—90 (1894/1895).

RICH: Diskussionsbemerkung in CIBA foundation Symposium on Renal Biopsy. Eds.: G. E. W. WOLSTENHOLME and M. P. CAMERON. London: Churchill 1961, p. 372.

RILEY, J. M.: Renal arteriovenous fistula: A complication of percutaneous renal biopsy. J. Urol. (Baltimore) 93, 333—335 (1965).

ROLLHÄUSER, H., KRIZ, W., HEINKE, W.: Das Gefäßsystem der Rattenniere. Z. Zellforsch. 64, 381—403 (1964).

ROSS, J. H., ROSS, I. P.: The value of renal biopsy. Lancet 1957/II, 559—565.

ROSS, M. H., GRANT, L.: On the structural integrity of basement membrane. Exper. Cell Res. 50, 277—285 (1968).

ROSS, R.: The fibroblast and wound repair. Biol. Rev. 43, 51—96 (1968).

—, BENDITT, E. P.: Wound healing and collagen formation. III. A quantitative radioautographic study of the utilization of proline-H^3 in wounds from normal and scorbutic guinea pigs. J. Cell Biol. 15, 99—108 (1962).

— — Wound healing and collagen formation. V. Quantitative electron microscope radioautographic observations of proline-H^3 utilization by fibroblasts. J. Cell Biol. 27, 83—106 (1965).

—, ODLAND, G. F.: The fine structure of human skin wounds. VI. Internat. Congr. Electron Microscopy. Kyoto 1966, S. 741 f.

— — Human wound repair. II. Inflammatory cells, epithelial-mesenchymal interrelations, and fibrogenesis. J. Cell Biol. 39, 152—168 (1968).

RUDOLPH, G., SCHOLL, O.: Histochemische Untersuchungen zum Fermentgehalt des experimentellen Niereninfarktes. Beitr. path. Anat. 119, 13—44 (1958).

SAJKIEWICZ, K.: Persönliche Mitteilung.

SAMELLAS, W.: Death due to septicemia following percutaneous needle biopsy of the kidney. J. Urol. (Baltimore) 91, 317—319 (1964).

SARIN, C. R., MISRA, S. M.: Percutaneous renal biopsy in hypertension. J. Indian med. Ass. 36, 43—46 (1961).

SCHEWITZ, L. J., FRIEDMAN, I. A., POLLAK, V. E.: Bleeding after renal biopsy in pregnancy. Obstet. Gynec. 26, 295—304 (1965).

SCHREIBER, G., SIMON, H.: Kritische Untersuchungen zum histochemischen Nachweis der Phosphatasen sowie deren Beeinflußbarkeit in vitro und in vivo. Histochemie 4, 252—260 (1964).

SCHREIBER, S.: Beitrag zur epithelialen Regeneration der Niere nach lokaler mechanischer Verletzung im Nierenmark bei Kaninchen. Inaug.-Diss. Berlin 1969.

SCHREIBER, U.: Die Häufigkeit der verschiedenen morphologischen Folgen der percutanen Nierenpunktion beim Kaninchen. Inaug.-Diss. Berlin 1969.

—, DITSCHERLEIN, G., DENA, R.: Die verschiedenen morphologischen Folgen der Nierenpunktion beim Kaninchen. 2. Tag. Ges. f. Pathol. d. DDR v. 5.—7. Sept. 1969 in Rostock.

SCHREINER, G. E.: In: Diseases of the kidney. Eds.: M. B. STRAUSS and L. G. WELT. Boston: Little, Brown & Co. 1963, p. 345.

—, BERMAN, L. B.: Experience with 150 consecutive renal biopsies. Sth. med. J. (Bgham, Ala.) 50, 733—739 (1957).

SCHÜMMELFEDER, N.: Strukturveränderungen des Protoplasmas bei dem Absterben der Zelle. Verh. Dtsch. Ges. Path. 33, 65—69 (1950).

SCHÜMMELFEDER, N., KROGH, R. E., EBSCHNER, K. J.: Färbungsanalysen zur Acridinorange-Fluorochromierung. Vergleichende histochemische und fluoroszenz-
mikroskopische Untersuchungen am Kleinhirn der Maus mit Acridinorange-
und Gallocyanin-Chromalaun-Färbungen. Histochemie 1, 1—28 (1958).

SCHÜTTERLE, G., FRITSCH, H.: Tödliche Komplikationen nach Nierenblindpunktion.
Med. Klin. 60, 184—189 (1965).

SCHWIEBINGER, G. W., HODGES, C. V.: Aspiration biopsy of the kidney. J. Amer.
med. Ass. 159, 1198—1201 (1955).

SHEEHAN, H. L., DAVIS, J. C.: Patchy permanent renal ischaemia. J. Path. Bact.
77, 33—48 (1959).

— — Renal ischaemia with failed reflow. J. Path. Bact. 78, 105—120 (1959).

— — Renal ischaemia with good blood reflow. J. Path. Bact 78, 351—377 (1959).

— — Experimental obstruction of renal veins. J. Path. Bact. 79, 347—359 (1960).

SHEPS, S. G., MALDONADO, J. E.: Die arteriovenöse Nierenfistel. Ein Überblick
über 109 Fälle. Klin. Wschr. 47, 621—628 (1969).

SLOTKIN, E. A., MADSEN, P. O.: Complications of renal biopsy. Incidence in 5000
reported cases. J. Urol. (Baltimore) 87, 13—15 (1962).

SMITH, G. H., REMMERS, A. R., DICKEY, B. M., SARLES, H. E.: Intrarenal arteriovenous fistula and systemic hypertension following percutaneous renal biopsy.
Report of a case. Nephron 5, 24—30 (1968).

SPARGO, B., ARNOLD, J. D.: Zit. von KOLLWITZ 1961 als persönliche Mitteilung.

SPECTOR, W. G.: Cellular aspects of chronic inflammation. In: Wound healing. Ed.:
C. ILLINGWORTH. Symp. Sept. 1965 in Glasgow. London: Churchill 1966,
pp. 17—25.

STAEMMLER, M.: Die Harnorgane. In: Lehrbuch der speziellen Anatomie, Bd. II/1.
Hrsg.: E. KAUFMANN und M. STAEMMLER. Berlin: De Gruyter 1957.

STÖCKER, E.: Der Proliferationsmodus in Leber und Niere. Verh. Dtsch. Ges. Path.
50, 53—74 (1966).

—, HEINE, W.-D.: Über die Proliferation von Nieren- und Leberepithel unter normalen und pathologischen Bedingungen. Autoradiographische Untersuchungen
mit H^3-Thymidin an der Ratte. Beitr. path. Anat. 131, 410—434 (1965).

STOEBNER, P., CUSSAC, Y., PORTE, A., BATZENSCHLAGER, A.: Sur les modifications
ultrastructurales observées dans les tubes rénaux de souris traitées par le
nitrate d'uranyle. C. R. Soc. Biol. 157, 2301—2304 (1963).

TAMURA, T.: Fundamental studies on renal biopsy. Jap. Circulat. J. 27, 683—698
(1963).

THALER, H.: Die Nierenbiopsie. Wien. klin. Wschr. 79, 425—427 (1967).

—, BERINGER, A., DEUTSCH, E.: Nierenbiopsie mit der Menghini-Nadel. Wien. klin.
Wschr. 72, 453—456 (1960).

THIELER, H., MEISTER, H., MEYER, W., HESSE, P.: Erfahrungen bei 250 Nierenbiopsien mit der Menghini-Technik. Dtsch. Ges.wesen. 23, 881—886 (1968).

THOMSEN, Å. CH.: The significance of renal biopsy for the diagnosis of pyelonephritis in diabetic patients. In: CIBA Foundation Symposium on Renal
Biopsy. Eds.: G. E. W. WOLSTENHOLME and M. P. CAMERON. London: Churchill
1961, p. 281.

THOREL, CH.: Weitere Beiträge zur Regeneration der Niere. Zur Frage der Harn-
kanälchensprossung. Zbl. allg. Path. path. Anat. 18, 113—121 (1907).

TSCHAIKA, A. A.: Die Blutung nach Nephrotomien und ihre Bekämpfung. Dtsch. Z.
Chir. 132, 124—143 (1915).

TURNER, A. F., JACOBSON, G.: Renal arteriovenous fistula following percutaneous
renal biopsy. Radiology 85, 460—461 (1965).

Wachstein, M.: Enzymatic staining reactions in regenerating tubular cells of the rat kidney. J. Mt. Sinai Hosp. **24**, 1316—1322 (1957).

—, Meisel, E.: Histochemistry of hepatic phosphatases at a physiologic pH. Amer. J. clin. Path. **27**, 13—23 (1957).

Wartiovaara, J.: Studies on kidney tubulogenesis. V. Electron microscopy of basement membrane formation in vitro. Ann. med. exp. Fenn. **44**, 140—150 (1966).

Weber, E.: Grundriß der biologischen Statistik für Naturwissenschaftler, Landwirte und Mediziner. Jena: Fischer 1961.

Weimar, V. L., Haraguchi, K. H.: The development of enzyme activities in corneal connective tissue cells during the lag phase of wound repair. I. 5-Nucleotidase and succinic dehydrogenase. Invest. Ophthal. **4**, 853—866 (1965).

Wessel, W., Gedigk, P.: Die Verarbeitung und Speicherung von phagocytiertem Eisen im elektronenmikroskopischen Bild. Virchows Arch. path. Anat. **332**, 508 bis 532 (1965).

Wiederholt, M.: Briefliche Mitteilung vom 4. 8. 1969.

Winkle, W. van: The fibroblast in wound healing. Surg. Gynec. Obstet. **124**, 369—386 (1967).

Witte, I.: Über charakteristische pathologisch-anatomische Veränderungen im Nierenmark nach Nierenpunktion. (Experimentelle Untersuchungen an Kaninchen und Ratten.) Inaug.-Diss. Berlin 1969.

Wolff, M.: Die Nieren-Resection und ihre Folgen. Berlin: Hirschwald 1900.

Yamouchi, H., Hopper, J., McCormack, K., Lambert, K.: Hypervolemia in the nephrotic syndrome. A contraindication to renal biopsy. New Engl. J. Med. **263**, 1012—1014 (1960).

Zelman, S.: Fatal hemorrhage following needle biopsy in uremia. J. Amer. med. Ass. **154**, 997—1000 (1954).

Zenker, K., Fischer, H.: Beitrag zur perkutanen Nierenbiopsie. Dtsch. Ges.wesen **22**, 108—111 (1967).

Zimmermann, H.-B.: Diskussionsbemerkung, 2. Arbeitstag. d. Ges. f. Nephrologie d. DDR am 14. u. 15. Mai 1968 in Berlin.

Zollinger, H. U.: Die Nierenpunktion. Dtsch. med. Wschr. **82**, 201—202 (1957).

— Niere und ableitende Harnwege. In: Spezielle pathologische Anatomie, Bd. 3. Hrsg.: W. Doerr und E. Uehlinger. Berlin-Heidelberg-New York: Springer 1966.

Zschornak, M. R., Kirsch, E., Justus, J.: Operativ kontrollierte Lokalbefunde nach perkutaner Nierenbiopsie mit dem Menghini-Instrumentarium bei urologischen Patienten. Z. ges. inn. Med. **23**, 97—100 (1968).

Sachverzeichnis

Acridinorange-Fluorochromierung 7 f.
Aneurysma, arteriovenöses s. Fistel
Anurie nach Nierenpunktion 83
Ausdehnung des Nephrohydrose-
   Bezirkes 57 ff.
— — roten Keiles 57 ff.
Autoptische Befunde, Mensch 80, 88 ff.

Basalmembranbildung an epithelialen
   Regenerationszellen 17, 25 f.
Beobachtungsgut, Mensch 3, 88 ff.
—, Tiere 3
Beobachtungsintervalle bei der Ratte 6
— beim Hund 6
— beim Kaninchen 5
Bluttransfusion nach Nierenpunktion
   83, 86
Blutung ins Nierenbecken 64 ff.
— — Nierenlager 64
—, intracapsuläre 64
—, intrarenale 62
—, perirenale 62 ff., 80, 83 f., 86, 88
—, subcapsuläre 64, 88
Blutungen bei Menschen 80 ff.
— — Säugetieren 62 ff.
Blutungsdauer 62 f.

Capillarsprossen, ATPase 19
Charakteristische Befunde 11 ff.
Cysten im Nephrohydrose-Bezirk 30,
   31, 42
— — Punktionskanal 12, 13, 14, 20 f.,
   23 f., 25

Durchblutungsstörungen 55 f., 59, 67 ff.
—, Kombination 70
—, temporäre 67, 70
—, unvollständige 67 ff., 71 f., 73, 76 f.

Eisenablagerungen 15, 26, 47
Elektronenmikroskopie, Methodik 7
—, Nephrohydrose-Bezirk 35 f.
—, Punktionskanal 15 ff.

Elektronenmikroskopie, roter Keil 48 ff.
Enzymhistochemie, Methodik 7, 8
—, Nephrohydrose 37 f.
—, Punktionskanal 18 ff.
—, roter Keil 52
Epithelgewebe im Punktionskanal,
   elektronenmikroskopisch 15 ff.
— — —, enzymhistochemisch 18, 19
— — —, fluorescenzmikroskopisch
   20 f.
— — —, histoautoradiographisch 21 ff.
— — —, histologisch 12 ff.
Epithelzellen, atrophische 15, 19, 33,
   35, 43, 47, 54, 60, 67, 69
—, blasige Entartung 32 f., 36
—, degenerative Veränderungen 13, 15,
   26, 36, 38, 47 ff.
—, nekrotische 47, 54
—, phagocytierende 13, 16, 26
—, regenerierende 15 f., 20, 25
—, vacuolige Veränderungen 32
Erbrechen 86
Erythrocyten in Kanälchen 47, 49, 53,
   60

Färbungen für Lichtmikroskopie 7
Feinstruktur im Nephrohydrose-Bezirk
   35 f.
— — Punktionskanal 15 ff.
— — roten Keil 48 ff.
Fistel, arteriovenöse 71, 84 f.
Fluorescenzmikroskopie, Methodik 7 f.
—, Nephrohydrose-Bezirk 38
—, Punktionskanal 20 f.
—, roter Keil 53
Fluorochromierung 7 f.

Gefäßspasmen 70
Gesetzmäßigkeiten der Lagebeziehungen
   57 ff.
Granulationsgewebe 14, 18 f., 23, 26 ff.,
   55

Hämaskos 64, 73, 84

Hämatokritabfall 86
Hämatom s. Blutung
Hämaturie, prolongierte 84
Hämoglobinzylinder 47
Histoautoradiographie, Methodik 9
—, Nephrohydrose-Bezirk 38 ff.
—, Punktionskanal 21 ff.
—, roter Keil 53
^{3}H-Thymidin-Indices im Nephro-
 hydrose-Bezirk 39 f.
— — Punktionskanal 21 ff.
— — roten Keil 53
Hydrolasen im Nephrohydrose-Bezirk
 37
— — Punktionskanal 18 f.
— — roten Keil 52

Ileus 83
Infarkt, anämischer 67, 73, 76
—, „funktioneller" 70
—, hämorrhagischer 69
Instrumentarium 4

Kapselblutung 64
Koliken 83
Komplikationen bei Menschen, klinische
 82 ff.
— — —, morphologische 88 ff.
— — —, tödliche 79 ff.
— — Säugetieren 11, 62 ff.
— — —, tödliche 72 f., 76

Lagebeziehungen der charakteristischen
 Befunde 57 ff.
Letalität, Kaninchen 72 f.
—, Mensch 1, 79 f.
—, Ratte 76 ff.

Makrohämaturie 83, 84, 85
Marknekrose, anämische 67
Mesenchymanteile im Punktionskanal,
 elektronenmikroskopisch 18
— — —, enzymhistochemisch 18 ff.
— — —, fluorescenzmikroskopisch 20
— — —, histoautoradiographisch 21 ff.
— — —, histologisch 14 f.
Methodik, elektronenmikroskopische 7
—, fermenthistochemische 7, 8
—, fluorescenzmikroskopische 7 f.
—, histoautoradiographische 9
—, statistische 9
Mikrohämaturie 54, 84

Mitose-Indices im Nephrohydrose-
 Bezirk 39 f.
— — Punktionskanal 21 ff.
— — im roten Keil 53

Nekrosen 14, 25, 47, 52 ff., 67, 69
Nephrektomie nach Nierenpunktion 80
Nephrohydrose 10, 11, 29 ff.
— durch Chinaldinderivate 44
— — Chinolinderivate 44
— — Papillenamputation 40, 44
— — tangentiale Decortikation 40
—, Pathogenese 40 ff.
—, Spätbefunde 34
Nephrohydrose-Bezirk 29 ff.
—, atrophische Tubuli 31, 32, 33, 35,
 37, 42, 43
—, Ausdehnung 57 ff.
—, Basalmembranen 33, 35, 36
—, blasige Entartung 32 f., 36
—, Bowmansche Räume 33, 34, 43
—, Cysten 30, 34, 42, 44
—, elektronenmikroskopisch 35 f.
—, enzymhistochemisch 37 f., 42
—, Epithelzellen 32 f., 35, 37 ff., 42 f.
—, erweiterte Kanälchen 31 ff., 35,
 37 ff., 42
—, fluorescenzmikroskopisch 38
—, Gefäße 33 f., 36, 38
—, Glomerula 33, 36, 38
—, histoautoradiographisch 38 ff.
—, histologisch 31 ff.
—, ^{3}H-Thymidin-Indices 39 f.
—, Interstitium 33, 35 f., 38, 39 f., 43
—, Lokalisation 29, 57 ff.
—, makroskopisch 29 ff.
—, Mitose-Indices 39 f.
—, Mitosen 38, 39
—, Oxydoreductasen 37
—, Phosphatasen 37, 42
—, Proliferationsmaxima 39 f.
Nierenblindbiopsie bei der Ratte 5
— beim Kaninchen 4
Nierenlagerblutung 64
Nierenpunktion bei der Ratte 5, 76 ff.
— beim Hund 6
— beim Kaninchen 72 ff.
— — —, percutane 4
— — — unter Sicht 4 f.
— — Menschen 6
—, charakteristische Befunde 11 ff.
—, Komplikationen 11 f., 62 ff., 79 ff.
—, Kontraindikationen 81

Nierenpunktion, Letalität 1, 72 f., 76,
   79 f.
—, Methoden 4 ff.
— mit Menghininadel 4, 6, 85
—, Todesfälle 79 f.
— unter Sicht, Kaninchen 4 f.
— — —, Mensch 82
— — —, Ratte 5
Nierenriß 65

Oligurie nach Nierenpunktion 83
Oxydoreductasen im Nephrohydrose-
   Bezirk 37
— — Punktionskanal 20
— — roten Keil 52

Phagocytose durch Epithelzellen 13, 26
Phagosomen in Epithelzellen 16, 26
— — Histiocyten 18
Phosphatasen im Nephrohydrose-
   Bezirk 37
— — Punktionskanal 18
— — roten Keil 52
Proliferationsmaxima im Nephro-
   hydrose-Bezirk 39 f.
— — Punktionskanal 21 ff.
Punktionsbesteck 4
Punktionsfolgen bei Menschen 79 ff.
— — —, klinische 82 ff.
— — —, morphologische 87 ff.
— — —, tödliche 79 f.
— — Säugetieren 10 ff.
—, charakteristische Befunde 10, 11 ff.
—, Häufigkeit bei Kaninchen 72 ff.
—, — — Ratten 76 ff.
— in Wiederholungspunktaten 93
—, Komplikationen 62 ff., 79 ff.
Punktionskanal 11 ff.
—, Basalmembranneubildung 17, 25 f.
—, Capillaren 19
—, Cysten 12, 13, 14, 20 f., 23 f., 25
—, elektronenmikroskopisch 15 ff.
—, enzymhistochemisch 18 ff.
—, Epitheleinsprossung 13, 23
—, Epithelzellen 12 ff.
—, fluorescenzmikroskopisch 20 f.
—, Granulationsgewebe 14, 18 f., 23,
   27 f.
—, histoautoradiographisch 21 ff.
—, histologisch 12 ff.
—, ³H-Thymidin-Indices 21 ff.
—, Lage im Mark 11, 57 ff.
—, Lage in der Rinde 11, 59 f.

Punktionskanal, makroskopisch 11 f.
—, Mitose-Indices 21 ff.
—, Mitosen 20, 21
—, Narbe 15, 20, 28
—, Oxydoreductasen 20
—, Phosphatasen 18 f.
—, Proliferationsmaxima 21 ff.
—, Regenerationszellen, epitheliale
   15 ff., 25
—, Scheitelpunkt 73
—, Siderophagen 14, 18
—, Siderosomen 18, 26, 27
—, Umgebung 15, 59 f.
Punktionsmethoden 4 ff.

Regenerationszellen, epitheliale, Fein-
   struktur 15 f., 25
Ribonuclease-Extraktion 8
Ribonucleinsäure, Darstellung 8, 20
Ribonucleoproteide 20
Roter Keil 10, 11, 45 ff.
— —, atrophische Tubuli 47, 55
— —, Basalmembran 49, 51
— —, Bindegewebsmobilisierung
   47, 55
— —, Capillaren 47, 48, 49
— —, Capillarwandschädigung 49
— —, Cytolysomen 50, 52
— —, Cytosomen 50
— —, dilatierte Capillaren 47, 49
— —, Durchblutungsstörungen 55
— —, elektronenmikroskopisch 48 ff.
— —, enzymhistochemisch 52
— —, Epithelzellen 47, 50
— —, Erythrocyten in Harnkanälchen
   47, 49, 53
— —, Fibrin 49, 50
— —, fluorescenzmikroskopisch 53
— —, Gefäße 53, 56
— —, Granulationsgewebe 55
— —, Hämoglobinzylinder 47
— —, histoautoradiographisch 53
— —, histologisch 45 ff.
— —, ³H-Thymidin-Index 53
— —, Hyalinisierung 48, 55
— —, Hydrolasen 52
— —, Hyperämie 47, 56
— —, Interstitium 48, 49, 52, 53
— —, Kollagenfasern 48, 51, 53, 55
— —, Kreislaufstörungen 55 f.
— —, Lage 45 f., 57 ff.
— —, makroskopisch 45

Roter Keil, Mikrohämaturie 54
— —, Mitosen 53
— —, Nekrosen 47, 52, 53, 54, 55, 56
— —, Nephrohydrose 55
— —, Ödem 49
— —, Oxydoreductasen 52
— —, Phosphatasen 52
— —, Regeneration 47, 55
— —, Vacuolen 47
— —, Vasa recta 47, 56
— —, Zylinder 47, 53

Schmerzen 83, 86
Schock 83, 86
Siderophagen 14, 18, 47, 55
Siderosomen in Epithelzellen 18, 26
— — Histiocyten 27
Subinfarkt 11, 60, 67, 69

Temperaturanstieg 83

Übelkeit 86

Herstellung: Konrad Triltsch, Graphischer Betrieb, 87 Würzburg

Experimentelle Medizin, Pathologie und Klinik

15. SCHWARZ: Pseudohypoparathyreoidismus und Pseudo-Pseudohypopara-
thyreoidismus. DM 32,—; US $ 8.80

16. KEUTH: Das Membransyndrom der Früh- und Neugeborenen.
DM 36,—; US $ 9.90

17. BOLL: Granulocytopoese unter physiologischen und pathologischen Bedingungen. DM 48,—; US $ 13.20

18. SCHMID: Die chronische Hepatitis. DM 48,—; US $ 13.20

19. KÄHLER: Das Karzinoid. DM 78,—; US $ 21.50

20. HORSTER: Endokrine Ophthalmopathie. DM 39,—; US $ 10.80

21. KÖNIG: Die kongenitale Hypothyreose und der endemische Kretinismus.
DM 58,—; US $ 16.00

22. AMMANN: Fortschritte in der Pankreasfunktionsdiagnostik.
DM 58,—; US $ 16.00

23. LEDER: Der Blutmonocyt. DM 98,—; US $ 27.00

24. EICKHOFF und HERBERHOLD: Die Lymphbahnen der menschlichen
Schilddrüse. DM 39,60; US $ 10.90

25. HESS: Experimental Thymectomy. DM 38,—; US $ 10.50

26. WILLERT und HENKEL: Klinik und Pathologie der Dysmelie.
DM 38,—; US $ 10.50

27. THOENEN: Bildung und funktionelle Bedeutung adrenerger Ersatztrans-
mitter. DM 28,—; US $ 7.70

28. DOHRMANN: β-Glucuronidase. DM 36,—; US $ 9.90

29. DITSCHERLEIN: Morphologische Folgen der Nierenpunktion. DM 48,—;
US $ 13.20

Die früheren Bände erschienen unter dem Reihentitel:

Pathologie und Klinik in Einzeldarstellungen

8. SCHAUB: Klinik der subakuten bakteriellen Endocarditis. DM 49,60;
US $ 13.70

9. SIEGENTHALER: Klinische Physiologie und Pathologie des Wasser- und
Salzhaushaltes. DM 49,60; US $ 13.70

10. ILLIG: Die terminale Strombahn. DM 98,—; US $ 27.00

11. TÖNDURY: Embryopathien. DM 76,—; US $ 20.90

12. MÜLLER: Die Serologie der chronischen Polyarthritis. DM 76,—;
US $ 20.90

13. MARTI: Normale und anomale menschliche Hämoglobine. DM 48,—;
US $ 13.20

14. HARTUNG: Lungenemphysem. DM 59,—; US $ 16.30